皮肤病中医特色适宜技术操作规范丛书

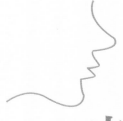

皮肤病
中药面膜疗法

主　审｜段逸群
总主编｜杨志波　李领娥
　　　　刘　巧　刘红霞
主　编｜曾宪玉

U0206178

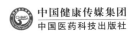

中国健康传媒集团
中国医药科技出版社

内 容 提 要

本着"整理规范、临床为本"的原则,本书从理论基础、操作技法、临床应用三方面,讲述了中药面膜疗法的相关理论及临床操作技术,并把各技术操作方法及要点拍成视频,附以皮损治疗图片,力求清晰明了,图文并茂。本书适合临床工作者、基层医师及中医爱好者参考阅读。

图书在版编目(CIP)数据

皮肤病中药面膜疗法/曾宪玉主编.—北京:中国医药科技出版社,2018.10

(皮肤病中医特色适宜技术操作规范丛书)

ISBN 978-7-5214-0479-1

Ⅰ.①皮… Ⅱ.①曾… Ⅲ.①皮肤病—中药外敷疗法—技术操作规程 Ⅳ.①R244.9-65

中国版本图书馆 CIP 数据核字(2018)第 223321 号

美术编辑 陈君杞
版式设计 锋尚设计

出版 **中国健康传媒集团** | **中国医药科技出版社**
地址 北京市海淀区文慧园北路甲 22 号
邮编 100082
电话 发行:010-62227427 邮购:010-62236938
网址 www.cmstp.com
规格 880×1230mm ¹/₃₂
印张 4³/₈
字数 95 千字
版次 2018 年 10 月第 1 版
印次 2024 年 6 月第 5 次印刷
印刷 天津市银博印刷集团有限公司
经销 全国各地新华书店
书号 ISBN 978-7-5214-0479-1
定价 28.00 元

获取新书信息、投稿、为图书纠错,请扫码联系我们。

本书编委会

主　　编　曾宪玉

副 主 编　姜　琨　李燕红

编　　委　（按姓氏笔画排序）

　　　　　李聪慧　梅娅婕　谢晚秋　曾亚军

　　中医药是一个伟大的宝库，中医特色疗法是其瑰宝之一，几千年来，为广大劳动人民的身体健康做出了巨大的贡献。皮肤病常见、多发，然而许多发病原因不清，机制不明；对于皮肤病的治疗，西医诸多方法，疗效不显，不良反应不少，费用不菲。中医特色疗法具有简、便、廉、效等特点，受到了皮肤科医生和广大患者的欢迎。为了进一步开展中医特色疗法在皮肤病方面的运用，中华中医药学会皮肤科分会在总会领导的关心和帮助下，在中国医药科技出版社的大力支持下，精心组织全国中医皮肤科知名专家、教授编写了本套《皮肤病中医特色适宜技术操作规范丛书》，其目的就是规范皮肤病中医特色疗法，提高临床疗效，推动中医皮肤病诊疗技术的发展，造福于皮肤病患者。

　　本套丛书按皮肤科临床上常用的17种特色疗法分

为17个分册，每分册包括基础篇、技法篇、临床篇，文字编写力求简明、扼要、实用，配以图片，图文并茂，通俗易懂。各分册附有视频，以二维码形式承载，阐述其技术要领、操作步骤、适应证、禁忌证及注意事项，扫码观看，一目了然，更易于掌握。本丛书适合临床中医、中西医结合皮肤科医生及基层医务工作者参考使用。

本套丛书的编写难免有疏漏不足之处，欢迎各位同道提出宝贵意见，以便再版完善。

杨志波

2018年8月2日于长沙

中药面膜疗法是临床常用的中医外治方法之一，兼有治疗和美容的功效，早在东汉的《神农本草经》中就记载了大量可用于祛斑、悦颜色的中药，在唐、宋、清等朝代，对中药面膜的药物选择、剂型和使用方法积累了丰富的经验，如《千金方》的面药、澡豆方等，直至今日这些方药和方法仍在临床广泛应用，在损容性疾病和人们的保健美容等方面发挥了积极的作用。近来，随着现代技术的发展，中药面膜疗法呈现了蓬勃的发展，在药物机制研究、面膜剂型的发展等方面取得了长足的进步，是治疗皮肤病及保健美容等的重要方法，但是在临床应用、操作技法和药物选择等方面仍亟待进一步研究和规范化。

基于此，在中华中医药学会皮肤科分会的指导和帮助下，本着"整理规范、临床为本"的原则，我们编写了这本小册子，该书包括基础篇、技法篇和临床篇三部分，基础篇讲述了中药面膜疗法的历史沿革、作用机制、现代研究进展及创新；技法篇介绍了面膜的分类及作用、倒膜面膜术，并整理了历代本草中外用祛斑、美容、除痤的中药，同时纳入了中药面膜治疗常用的按摩美容手法和面部常用美容穴位的功效；临床篇围绕损容性疾病撰写中药面膜疗法的应用。中药面膜疗法在保健美容领域有广泛应用，因此本书把《备急千金药方》和《千金翼方》中美容保健的药方及制作方法附于书后，以期对读者临床使用中药面膜疗法有更好的帮助。

由于作者水平有限，本书中不免有遗漏之处，敬望各位同道批评指正。

曾宪玉

2018 年 7 月 30 日于武汉

目录

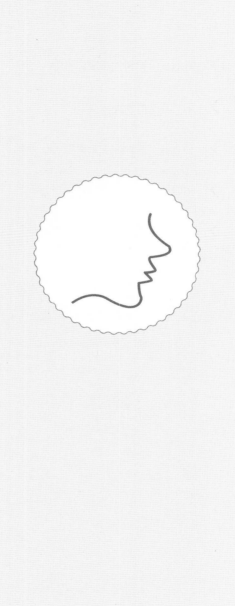

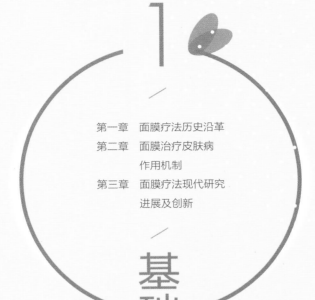

1

基础篇

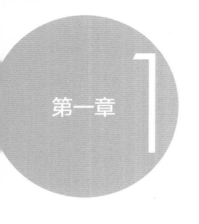

第一章　**面膜疗法历史沿革**

自人猿揖别，人的审美意识也就随之产生——美欲具矣！

古人很早就知道采用多种方式来美化自己，面膜的使用即是其光鲜的代表之一。

面膜有着悠久的历史。古人在其活跃的狩猎、劳作之余，发现一些黏土、泥土能使皮肤柔软、滑润，温泉、溪水可使皮肤润泽、惬意，于是，无意而来又有意为之的膜贴就慢慢诞生了！考古学家发现，早期的古希伯来人最早使用面膜修饰面部，他们将面膜的制造工艺从埃及带到巴勒斯坦，后来又传到了希腊。辗转传播之间，面膜的配方、制作工艺也随之有了较大的发展。古罗马人继承了希腊人的许多习惯，大约在公元前454年，古罗马女性就用牛乳、面包渣和美酒制成面膜以美容。在伊丽莎白女王一世时期，面膜已非常流行。

在这场完美自我的"面膜运动"中，我们的祖先一点也不落后。我国关于面膜的使用的文字记载也有着几千年的历史，而且彰显着鲜明的中国特色。

《神农本草经》是现存最早的本草专著，是汉以前本草知识的总结。它根据药物的性味、功用、主治的不同分为上、中、下三品。所载的365种药物，约有一半都具有保健美容和医疗美容的作用，而且还专门讨论了美容药物，如白瓜子"主令人悦泽，好颜色"，白僵蚕"灭黑黯，令人面色好"等，本书为后世中医美容以及中药面膜的药物应用奠定了基础。

《肘后备急方》是现存两晋南北朝时期最早载录中医美容方剂的医籍，其所刊载的美容方剂之早、之多、之专，以及所明显体现出的美学思想，堪称中医美容第一书。其所载美容方多以外用为主。美容方剂集中载录于卷六"治面疱发秃身臭心昏鄙丑方第五十二"一篇中，该篇除附方部分，共载美容方剂 67 首，其中以治疗损美性疾病的美容方剂为主，有 35 首，包括治疗面疱疮、粉刺、面鼻酒皶、瘢痕的面部美容方剂 23 首，治疗发须秃落、发须黄白的美发方剂 8 首，治疗狐臭方 10 首，其治疗的范围覆盖了现代医学美容的范畴。另载有美白方 17 首，内服香身方 3 首，泽发方 1 首。同时，本书还记载了多种面膜的制备方法，如用鸡蛋、香粉、杏仁制成的面膜，如"疗人面体黧黑，肤色粗陋，皮厚状丑，细捣羊胫骨，鸡子白和敷面，干以白粱米泔汁洗之，三日如素，神效"，这不仅是一首有效的美容验方，也是最初出现的中药面膜。又如以新鲜鸡蛋清，或以猪蹄熬渍，或用鹿角熬成胶体状物作面膜，敷贴面部，以治疗面部瘢痕。

唐代医学家孙思邈所著《备急千金要方》和《千金翼方》分别辟有"面药"和"妇人面药"专篇，是"面药"首次作为专篇出现。其中《备急千金要方》载方 81 首，《千金翼方》载方 39 首及论 1 首，在其他篇章中，还有保健美容内服、外用方各 195 首和 44 首。这些美容方内容丰富，多是以美化面容、皮肤、肢体为目的的方剂，且制作精良，剂型多样，用法各异，集唐以前中医药美容之大成，将唐以前秘而不传的美容方药公布于世，极大地丰富了中医美容的内容，从一个侧面展示了盛唐风采。后世在美容方药的应用中多引用本书内容。针对面䵟、面黵（黄褐斑、黑变病）、疱、粉渣（痤疮）、面上风（脂溢性皮炎）、面皮粗涩（皲裂）、面渣疱、渣疱（酒渣鼻）、黡（黑痣）、瘢痕等应用面药、膏、澡豆等不同剂型的临床应用提出了具体的方药和使用方法；记载的面膜类方药众多，功效涉及润泽、祛黯黑、增白、除皱等。同时还有部分方剂并不是以治疗疾病为目标，而是以清洁、保湿、增白、去皱、紧肤为目的，在论述效果时多用"令人白润""令白净悦泽""治干燥少润腻""耐老""急面皮""光泽洁白"等来形容，说明当时人们对于中医药在美容的应用中已积累了丰富的经验。《外台秘要》收载美容方430余首，书中第32卷《面部面脂药头膏发鬓衣香澡豆》等34门美容疗法专卷。《太平圣惠方》中载有并增补了许多新的美容方药，总共980余首，其第40卷以美容方为主，载方187首，其他还有各种美容方、驻颜方及治疗损美疾患方680首。

《普济方》集明以前方书之大全，记载大量美容方，其中有一首治疗头面齇子的方叫美容膏，这是"美容"第一次作为专有名词出现在医书中。明代李时珍所著《本草纲目》集历代美容药剂之大全，为后人研究和开发面膜的中药药物应用提供了可靠的依据。清代宫廷美容已达到相当高的水平，在遗留至今的清代宫廷医案中，记载了许多慈禧和光绪的美容保健医案。清代慈禧太后常用珍珠、人乳内服以保持青春美容，她喜用鸡蛋清搽面部皱纹，就寝前半小时用肥皂和清水洗去，然后涂上款冬花汁，用这种方法来保持面部光滑少皱，实际上也就是现代美容中所用面膜的雏形。

新中国成立后，特别是20世纪80年代以来，我国化妆品的生产、使用有了飞速发展，面膜类化妆品尤其得到了人们的重视，特别是中药面膜随着制作工艺的革新和改良，更是使消费者深受其惠。

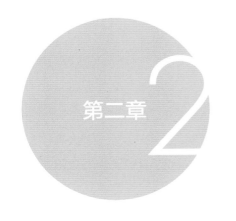

面膜治疗皮肤病作用机制

　　面膜作为一种传统的皮肤疾病治疗手段及美容技术，涂敷于面部后形成一层紧贴皮肤的隔膜，将皮肤与外界暂时隔绝，使皮肤经表皮丢失水分减少，皮肤含水量增加，同时使局部皮肤温度升高，改善血液循环，促进营养物质及药物的吸收；其在干燥、凝固时，对皮肤产生一定的吸附力和张力，可清洁皮肤污垢，收缩毛孔，使皮肤紧张度增加。面膜治疗皮肤病的作用机制，除通过其本身的清洁、保湿、紧致等皮肤护理作用外，还通过其所含不同种类有效成分所发挥的药物作用来实现。

一、面膜对皮肤的物理作用

1 > 封包作用

　　面膜覆盖于面部时，使面部皮肤与外界空气隔绝，阻止汗液蒸发，保持面部皮肤充分的营养和水分，增强皮肤的弹性和活力，使面膜中的有效成分可以有效地渗进皮肤，达到活血化瘀、疏通经络、宣导气血的作用，促进上皮组织细胞的新陈代谢。

2 > 吸水作用

面膜可增加皮肤角质层内外浓度差，使角质层吸收能力增强，增加角质层的含水量，使皮肤润泽柔润，有助于减轻皱纹。

3 > 黏附作用

面膜在揭去时，皮肤污垢随面膜一起粘除，一方面可除去皮肤表面粗糙老化的角质层，另一方面可使毛孔通畅，皮脂顺利排出，利于皮肤的排泄和吸收功能，增加皮肤的代谢能力，减少甚至避免丘疹、脓疱、囊肿的形成，使面部皮肤清洁、滋润。

二、药物的药理作用

面膜通过皮肤表面的透皮给药系统给药，能够避免首过效应，使药物直达患处，且药效持久、不良反应轻。其有效成分通过封包作用，局部血液循环加快，很好地被皮肤吸收利用，发挥治疗皮肤病的作用。主要作用机制如下。

1 > 抑制酪氨酶活性及黑色素形成

皮肤颜色的深浅与黑色素的生成和减少密切相关，抑制皮肤黑色素生成是美白作用机制的核心。黑色素的生成是黑色素细胞在酪氨酸酶的活性作用下合成。通过抑制酪氨酸酶的活性和黑色素细胞的增殖可减少黑色素的生成，从而达到美白祛斑的作用。熊果苷、曲酸、甘草黄酮、绿茶提取物等能抑制酪氨酸酶的活性，熊果苷还可明显破坏黑色素细胞的增殖，减少黑色素的形成，被广泛应用于美白祛斑面膜中，用于治疗色素增加性皮肤病如黄褐斑、雀斑、炎症后色素沉着等疾病。按照以色养色的理论，以"白"命名中草药多具有美白、祛斑的功效，如七白散中的白蔹、白及、白术、白薇等。现代研究证明，这些中药中发现含有的多种黄酮类、多酚类、鞣花酸等中药有效成分均具有抑制酪氨酸酶活性的作用。人参中含有多种人参皂苷、氨基酸、熊果苷、维生素等有效成分。有实验结果表明，人参皂苷 Rb1 在大剂量时对 B_{16} 黑色素细胞增殖有抑制作用，具有较好的美白祛斑之效。早在《神农本草经》中菟丝子就被记载有"汁去面䵟"的作用，"䵟"即黑斑、黧黑斑的意思。现代药理研究通过体外实验证明，菟丝子水提取物通过降低酪氨酸酶活性下调黑色素合成量，从而达到美白祛斑的作用。

2 > 抗氧化

氧自由基是酪氨酸酶催化 L-酪氨酸最终生成黑色素的引发剂和反应物，同时也是人体衰老的重要因素之一。皮肤面色暗沉、黄褐斑等色斑的形成大多与体内氧自由基产生过多或清除过慢有关。清除氧自由基不仅可防止面部皮肤血管老化，滋养肌肤，也可进一步抑制酪氨酸酶的催化活性，减少皮肤中色素生成，阻止色素沉着。超氧化物歧化酶（SOD）、维生素 C、维生素 E、原花青素、儿茶酚胺等可通过抑制自由基酶的活性、清除自由基、增加抗氧化因子等途径阻断或减弱酪氨酸酶的活性，减少黑色素的合成，减少自由基造成的皮肤的老化损伤，达到美白祛斑及抗衰老的作用，因此在美白抗皱面膜中常可见到这些成分。中药补益类如黄芪、灵芝、人参、红景天、白术、山药、蜂蜜、玉竹、麦冬、沙参等，具有良好的补虚润燥功效。现代药理学研究表明这些补虚药含有丰富的糖类、脂类、维生素及各种微量元素，可抑制自由基酶的活性、清除自由基，有良好的抗氧化作用，起到滋润、美白、防皱的功效。有研究表明人参皂苷 Rb1 与红景天苷通过提高衰老皮肤中 SOD 活性以及成纤维细胞数量和羟脯氨酸含量，达到抗皮肤光老化、延缓皮肤衰老的作用。

3 〉 改善皮肤微循环

正常情况下皮肤色泽主要与黑色素和血管血流等因素有关，皮肤的毛细血管网是一个复杂的动力系统，对皮肤颜色、温度调节、皮肤代谢和透皮转运起着非常重要的作用，微循环将血红蛋白运输至皮肤，微循环速度加快，为皮肤的角质形成细胞等提供了充足的氧气和营养物质，并及时将细胞的代谢产物和各种有害物质如超氧阴离子等清除，减少胶原纤维的氧化，并使皮肤的各种细胞维持良好的功能，角质层水分充足，保持皮肤表面的明亮光泽。改善皮肤微循环对延缓皮肤衰老、改善肤色起着非常重要的作用。现代药理表明很多天然植物如红花、当归、丹参、银杏、三七等的提取物，可以显著改善皮肤的微循环。根据中医"无瘀不成斑"的理论，面部色斑及面色晦暗多与血瘀相关，芳香理气、活血化瘀药物可行气活血通络，芳香类药物含有的挥发油还可促进药物透皮吸收，在中药美白抗衰老面膜中常有应用，如《普济方》

中玉容散，用川芎、白附子、密陀僧、牡蛎、茯苓，祛风活血，润面除斑。

4 > 调节皮肤免疫

皮肤是一个重要的免疫器官，皮肤免疫系统，包括 T 淋巴细胞和 B 淋巴细胞、巨噬细胞、郎格罕细胞和传递免疫反应的其他细胞如角阮细胞等。角阮细胞有产生各种细胞因子的能力，在免疫和炎性反应中起调节作用。成纤维细胞是结缔组织中的常驻警戒细胞，可以通过旁分泌途径和细胞—基质途径调控角阮细胞的增殖，组织损伤期间释放的物质以及局部环境因素可激活成纤维细胞，产生能够招募白细胞至组织损伤部位或有感染部位的趋化因子，从而启动炎症反应，成纤维细胞不仅参与皮肤炎症反应，在皮肤纤维化疾病及创伤修复中也起到关键作用。芦荟、白及和丹参等中药通过对成纤维细胞的增殖调控作用，调节皮肤免疫，抑制免疫介导的皮肤炎症反应，促进皮肤修复，减缓皮肤衰老。

5 > 抗炎抑菌

皮肤炎症及过敏反应是多种皮肤病发病机制的重要环节，通常表现为"红""肿""热""痛"，中药面膜在这类皮肤病的治疗中体现了巨大的优势，解表、清热解毒、凉血活血等是常用的治法。现代药理研究表明黄芩、黄柏、黄连、马齿苋、苦参等中药含有多种生物碱、苷类、多糖、挥发油等成分，具有良好的抗炎、抗菌作用。中药是天然产物，通常一味药含多种成分，并且存在多种成分均有抑菌、抗炎作用的现象。中药抗菌作用有效成分主要含有机酸、生物碱、黄酮类、挥发油、醌类、皂苷类等，如苦参碱、小檗碱、甘草酸苷、黄酮苷、柴胡总苷、三七总皂苷、人参多糖、枸杞多糖、荆芥油等，通过抑制炎性因子释放及抑制 IgE 类抗体及清除氧自由基等多种途径，抑制皮肤炎症及变态反应；这些成分在抑菌抗炎过程中还可能发挥了协同作用。如中药石榴皮具有良好的抑菌作用，研究表明其中的鞣质类物质被认为是发挥抗菌活性的主要物质，对常见的致病菌有一定的抑制作用。甘草酸苷为甘草提取物，具有抗炎、抗过敏的药理活性，甘草次酸及其衍生物可以通过抑制脂氧酶和环氧酶，进而抑制 LTC4、LTD4、LTE4 及 PGE2 等炎性介质的生成，并通过抑制蛋白激酶 A，抑制多肽磷酸化反应，具有抗炎、舒缓、抗过敏的作用。现已有甘草酸苷水凝面膜治疗痤疮的报道。中医认为有毒类药物大多具有祛腐生肌的功效，可消炎、敛疮，现代药理证明硫黄具有抑菌、抗炎等功效，如《太平圣惠方》中"治面上粉刺令悦泽方"用硫黄、密陀僧、乳香、白僵蚕、腻粉、杏仁研成粉，用牛酥调粉涂脸。

6 > 调节皮肤微生态平衡

皮肤作为体内与外界环境的交界面，其表面存在着大量的微生物，如细菌、病毒、真菌、螨等，目前认为大多数微生物对人体无害且有保护作用。皮肤上的菌群可以分为暂驻菌与常驻菌。常驻菌群可以形成一层生物膜，产生"占位作用"，并且维持皮肤的酸性环境（pH 为 3 ~ 5），阻止外源性致病菌的入侵和增殖。同时可以增强机体的固有免疫，通过自身产生和促进皮肤角质形成细胞产生抗菌肽而抵御外来的微生物入侵。近年来研究证明黄褐斑、玫瑰痤疮、特应性皮炎等皮肤病的发生与皮肤微生态环境失衡相关，面膜通过抑菌、减少经表皮水分丢失、减少油脂分泌，达到维持皮肤微生态环境平衡的治疗目的。如抗菌肽对真菌、革兰阴性菌及革兰阳性菌等均有较好的抑制作用，并且能够抗病毒、抗原虫。目前抗菌肽面膜已应用于痤疮、湿疹、特应性皮炎、玫瑰痤疮等疾病的治疗。黄芩苷可以调整菌群，恢复微生态平衡从而减少色素的合成以减少皮肤色素沉着，已被证实在黄褐斑的治疗中有较好的效果。

7 > 修复皮肤屏障功能

皮肤角质细胞产生的脂质及从汗腺里分泌出来的汗液和皮脂腺分泌的油脂，以一定比例融合在皮肤表面而形成的皮脂膜是皮肤的天然屏障，可减少皮肤的经表皮水分丢失及形成弱酸性的环境，抵御外界物理及化学损伤。当皮肤角质形成细胞中结构角蛋白改变、脂质代谢障碍或表皮完整性受影响时，都可能使皮肤屏障功能受损，进而导致一系列的皮肤疾病，或加重某些已存在的皮肤疾病。皮肤屏障功能下降时，容易被紫外线破坏，使酪氨酸酶及黑色素相关蛋白激酶活性增加；同时，也容易对外界刺激敏感而产生轻微的炎症反应，最终导致炎症后色素沉着。脂类和水分的充足对于维持皮肤屏障功能有重要意义，出于"同气相求""以皮养皮"思想，在中药面膜中多用动物脂肪类作为赋形剂，如猪脂、鹤脂、羊脂、狗脂、牛髓、羊髓等，这些动物脂肪是制作膏剂的良好的基质，并具有良好的补虚、润肤的功效。现代药理研究表明，这些动物脂类中含有丰富的氨基酸及游离脂肪酸，是天然的皮肤滋润及营养物质。同时，这些脂类药可在皮肤表面形成油脂膜，减少皮肤经表皮水分丢失，可明显缓解皮肤干燥所致的皮肤瘙痒及皮肤老化。如《备急千金要方》中"治远行唇口面皲裂方"，只用一味熟煎猪脂，夜间睡时敷面，"行万里野宿不损"。富含油脂的牛油果、杏仁、柏子仁、冬瓜子等植物果实，含有维生素 E、维生素 K，铁、磷、钾等微量元素，蛋白质和脂肪酸；真菌类的银耳、灵芝，属于藻类的海藻、芦荟、木槿、枸杞、绿豆等，含有丰富的多糖、多肽、氨基酸、磷脂等成分，这些成分可促进皮肤屏障修复，使皮肤滋润有光泽，已广泛应用于药膜中。

第三章

面膜疗法现代研究进展及创新

近年来，随着人们生活水平的提高，对于损容性皮肤病的治疗及皮肤美容的要求越来越高，面膜作为一种简便、快速、有效的美容和治疗方式，也得到越来越多的关注和研究。在面膜的成膜材料、有效成分的拓展上有了一定的发展及创新，天然、有效、安全的中药面膜在作用机制的研究和临床应用上得到了更多的发展。

一、面膜的成膜材料研究

成膜材料既是一种药物载体，又可通过成膜，发挥保护创面、减少皮肤水分蒸发，促进皮肤水合作用等功效，因此成膜材料的选择是面膜制备成功的关键因素。近年来随着药用高分子材料的发展，应用的成膜材料种类也在不断增加，主要分为天然高分子材料和合成高分子材料两大类。目前已成功应用的药用天然高分子材料包括壳聚糖、白及胶浆、海藻酸钠等。壳聚糖属多糖类天然高分子物质，具独特的生物活性，无毒，生物相容性好，易降解，对皮肤无刺激、无过敏，无毒性反应，能增强皮肤对细菌、真菌所引起感染的免疫力，有促进伤口愈合以及抑菌消炎的功效，对革兰阳性、阴性及白色念珠菌均有明显的抑制效果。壳聚糖具有很好的成膜性，能与其他一些高分子物质复合成膜，其膜比单一成分的膜更优越，强度大、韧性高，因此能提高面膜的性能。

现在已经有壳聚糖面膜研制成功的实例，可作为中药面膜的研究方向。如徐晶等以白芷、黄芩、栀子、金银花、蒲公英提取液为中药原料，研制出了具有抗菌、美白、保湿功能的壳聚糖中药面膜。据有关文献记载，白及外用可治烫火伤、刀斧损伤、痈肿溃疡、恶疮、败疽，具有生肌、化瘀、止血与促进肉芽生长之效。现代研究发现白及胶浆黏性大，无毒无刺激，性质稳定，易在局部成膜，有较强的抑菌作用，可用于消炎面膜的制备。海藻酸钠是一种天然多糖，具有药物制剂辅料所需的稳定性、溶解性、黏性和安全性，能消除自由基和抗氧化，有良好的生物相容性，既能够保持皮肤湿润环境，又能在保持氧气通过的情况下防止细菌感染，作为成膜材料具有广阔的开发应用前景。

在药用合成高分子材料的研发上，聚乙烯醇、聚乙烯吡咯烷酮、卡波姆显示出了较好成膜特性，是涂膜剂的主要成膜材料。聚乙烯醇是一种水溶性高分子化合物，具有良好的成膜性、柔软性和吸湿性，是涂膜剂中应用最广泛的成膜材料。聚乙烯吡咯烷酮安全无毒，对皮肤有较强黏着力，无刺激性，常与聚乙烯醇合用。用卡波树脂作为成膜材料制备的涂膜剂，均匀细腻，稠度适宜，无油腻感，薄膜完整光洁，具有良好的附着性、通透性和一定抗撕裂性，稳定性强，释药快，安全无毒，是一种较理想的制备涂膜剂的成膜材料。

面膜成膜材料的发展不仅可促进面膜成分更充分吸收、提高有效利用率，也丰富了面膜的种类，不同皮肤状态可以选择更为合适的面膜类型，为面膜临床使用范围的扩大提供了条件。

二、有效成分的开发和拓展

随着医学和科技的进步，人类对皮肤结构及皮肤病发病机制的认知加深，研发天然、有效、安全的面膜成分成为热点。对皮肤屏障功能及皮肤微生态环境的研究，促使了天然保湿因子、成纤维细胞调节剂等的探索和研发成为热点。神经酰胺、胶原蛋白、透明质酸、抗菌肽等皮肤本身所含有的天然活性成分在面膜中得到了广泛的应用。

❶ 神经酰胺：是神经鞘脂类的同种异构体，与角质层中其他脂质形成有序的复层板层膜结构，在皮肤对水的通透屏障功能中起重要作用。增加外源性神经酰胺可能有重要的促分化作用，有助于屏障修复。姚雪秋等通过对 40 名使用含有神经酰胺类似物的敏感肌肤患者的观察，证实了神经酰胺能够改善皮肤角质层含水量及皮肤屏障功能。

❷ 胶原蛋白：是由甘氨酸、丙氨酸、脯氨酸等 19 种氨基酸所组成的天然蛋白，其氨基酸组成和组织结构与皮肤组织相同，因而其与皮肤的相容性和亲和力好，并有很好的保湿和深层洁肤的功能，是一种天然的保湿因子。目前，胶原蛋白敷料在炎症后色素沉着、过敏性皮炎、激光术后修复等皮肤病的治疗中已被证实有效。

❸ 透明质酸：是一种大分子酸性黏多糖，是皮肤细胞外基质的主要成分，是维持皮肤水合作用的重要成分，并在调节皮肤生物学功能活动中起重要作用，可以调控胶原合成和纤维蛋白活性，促进创伤皮肤表达表皮生长因子而加速创伤愈合，并有一定抗炎作用。透明质酸面膜在皮肤病的治疗中应用较广，在皮肤老化、炎症性皮肤病、创伤修复中均有应用。

❹ 抗菌肽：是指分子量大约在 4000 道尔顿的具有抗菌活性的

碱性小分子多肽，具有耐热、抗菌谱广、最小抑菌浓度低，耐药性低，对真菌、革兰阴性菌及革兰阳性菌等均有较好的抑制作用，并且能够抗病毒、抗原虫，甚至杀伤生物体内的肿瘤细胞而不影响正常细胞。抗菌肽敷料在痤疮、特应性皮炎、湿疹、激素依赖性皮炎等皮肤屏障受损及病原微生物感染所致的皮肤病中已经取得较好的临床效果，是目前极其有研究潜力和发展前景的肽类抗生素面膜成分。

三、中药面膜的发展

中药外用治疗皮肤病有悠久的历史，具有针对强、治疗便捷的特点。在中医理论指导下，外治法衍生出种类丰富的剂型。传统剂型如散剂、洗剂、酊剂等，可广泛治疗多种皮肤病。面膜作为一种独特外治方式，具有促进药物吸收的作用，以面膜方式给药，散剂、洗剂等不同剂型外用中药均可充分发挥其治疗作用。《肘后方》中记载捣生菟丝子绞汁涂面，治粉刺；《千金要方》等方中单用杏仁有增白美容、祛斑的作用，至后世七白散、玉容散等复方中药面膜的应用，中药面膜的美容与治疗作用得到了极大的发挥。随着西医学的进步，中药面膜也得到了极大的发展。

（一）中药面膜作用机制的研究和发展

清代吴尚先《理瀹骈文》中提出："外治之理，即内治之理"，"大凡外治用药，皆本内治之理，而其中有巧妙之外，则法为之也"。初步揭示了中药面膜治疗皮肤病的机理。随现代分子化学及药理学的发展，中药有效成分的提取与研究从更微观的方面揭示了中药面膜治疗皮肤病的作用机制。黄酮、皂苷、多糖、多肽、蒽醌、酚类等化合物的发现，为中药美白、保湿、抗氧化、抗衰老、抗炎、抗敏等作用的发挥提供了科学依据。

传统中药的美白成分多为混合物，对黑色素合成的阻断途径是多种多样的，可不同程度的达到美白祛斑效果，其有效成分和美白机理仍有待进一步深入探索。因此，从植物或传统中药中分离出天然的、安全性高且易吸收的皮肤美白剂并应用于面膜，仍具有广泛的研究空间。

皮肤皱纹的形成主要是皮肤老化的结果，氧自由基的产生可加速皮肤皱纹的形成；皮肤真皮层的主要细胞——成纤维细胞与其分泌的胶原纤维、弹力纤维及基质成分共同构成了真皮的主体，因此成纤维细胞生物学特性的改变是皱纹形成的根本原因。许多研究表明，中药人参、黄精、枸杞子、丹参、厚朴、人参、青果等可以通过抗氧化、清除自由基、促进皮肤成纤维细胞的生长，起到抗皱、延缓皮肤衰老的作用。

许多皮肤病的发生由皮肤屏障功能受损、病原微生物引起的感染所致，中药如大黄、黄芩、金银花等药物具有抑菌消炎的效果，黄芩苷等中药成分可修复皮肤屏障功能，对痤疮、玫瑰痤疮、激素依赖性皮炎等皮肤病有很好的治疗作用。中药配伍后其有效成分可发挥协同作用，有研究表明苦参与荆芥配伍，荆芥油可促进苦参碱的吸收，共同抑制成纤维细胞增殖诱导的皮肤炎症反应，在炎症性皮肤病的治疗中有明显优势。

目前，中药面膜治疗皮肤病作用机制的研究有了一定的成果，但多是对单味中药有效成分的研究，复方中药面膜的作用机制仍有待进一步深入探索，以期能更大程度的利用和开发中药面膜。

（二）面膜法与其他外用方法联合应用

中药面膜治疗黄褐斑、雀斑、炎症后色素沉着、黑变病、痤疮、湿疹、激素依赖性皮炎、扁平疣、瘢痕等方面已证实安全有效，除与传统的火针、针刺、刮痧、艾灸、按摩等传统外治方法的联合应用外，随着激光、光疗、果酸、液氮冷冻等物理化学治疗技术的发展，与新技术的联合应用使中药面膜的治疗有效率得以提高、不良反应的发生率降低。

范欢、刘晶等通过超声波导入由白芷、白及、当归、白蔹、丹参等加蜂蜜、白醋调制的美白中药面膜治疗炎症后色素沉着，有效率较超声波导入维生素 C 更高。超声波有机械、微热、化学作用，可使积聚的血液和淋巴液循环消散，还可使细胞膜透性增高，促进药物吸收与代谢，提高药物的生物利用率。成徐荣、汤亚娥以液氮冷冻加中药面膜治疗面部雀斑，研究表明面部雀斑患者在常规液氮冷冻治疗的基础上加用中药面膜有助于提高治疗有效率，且不良反应少。中药面膜联合果酸、强脉冲光、红蓝光等治疗方法治疗痤疮也有较多报道，联合治疗起效时间更快，痤疮后瘢痕及色素沉着减少，复发率降低。有研究发现中药面膜联合红蓝光，适合应用于红斑期和丘疹脓疱期玫瑰痤疮患者的治疗，具有起效快，疗效好，维持疗效时间长，复发率低，不良反应少的优势，值得临床推广应用。在黄褐斑的治疗上，OPT 光配合中药面膜，可减轻 OPT 光毒副作用，促进受损皮肤的修复，提高临床疗效和安全性。可改善单用 OPT 光治疗效果较差、容易反复和加重的缺点，发挥其协同作用，改善治疗效果。林辉等通过对大光斑低能量 Q 开关 Nd：YAG 激光联合中药面膜治疗黄褐斑疗效观察，证实联合治疗明显优于单纯激光治疗和单纯中药面膜，激光与中药面膜联合治疗黄褐斑能起到协同作用，降低了黄褐斑复发。

中药面膜与光电技术、新型物理、化学疗法的联合应用，使中药面膜极大发挥了面膜本身的治疗作用，改善了中药面膜治疗周期长、起效慢的缺点，同时也弥补了新型治疗技术的一些不足，协同治疗为皮肤病的治疗提供了更个性化、更快速、有效的治疗手段。

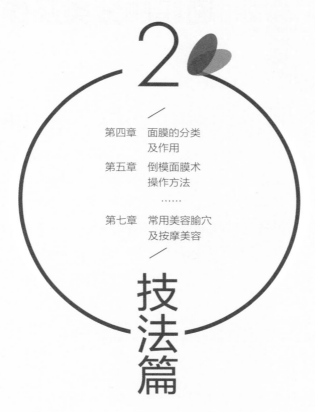

2

技法篇

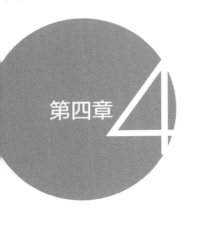

第四章 面膜的分类及作用

面膜由各种可溶性材料、赋形剂、营养物质和药物制作而成，涂敷或贴于面部皮肤，形成一层隔膜，可补充水分，软化角质，促进局部血液循环，促进营养物质及药物活性成分的吸收，清除皮肤污垢，舒展皮纹，收缩毛孔。根据所含有效成分的不同，面膜可具有祛斑美白、抗炎、抗敏、修复、延缓皮肤衰老等功效，在皮肤病的治疗中有确切的疗效。

一、按功效分类

（一）清洁类面膜

清洁类面膜在干燥成膜后具有一定的黏附性，揭去时面部污物随之清除，可使皮肤毛囊通畅，皮脂顺利排出，通过吸附皮肤分泌物，去除老化角质，增强角质层更新能力以达到清洁目的。痤疮专用面膜多属于清洁类面膜，多为撕拉型，具有很强的吸附力，撕拉的瞬间可将黏附在面膜上的皮屑、脂栓一并拉出，一般适用于 T 区和鼻部黑头。由于此类面膜的撕剥力强，过敏性皮肤、干性皮肤及有炎症的皮肤均不宜适用，且油性及混合性皮肤也不宜经常使用。

①敷面膜前可用热毛巾热敷或热蒸汽熏蒸面部，使毛孔打开，有利于皮脂和污垢的清除。②敷面膜时可在面部 T 区油脂分泌旺盛的部位涂抹适当厚一些，面颊两侧敷薄一些，避免过度清洁，使面颊皮肤干燥。③建议油性皮肤每周 1 次，过度油腻的皮肤可每周 1 ~ 2 次，干性和敏感皮肤可每月 1 ~ 2 次。

（二）保养类面膜

保养类面膜可通过面膜的使用形式，将功效成分如保湿、美白、除皱等有效地渗入到皮肤的深层，达到加强护理和保养的目的。面膜包含的功效成分对皮肤的渗透量及渗透深度与功效成分的分子结构、皮肤含水度等因素有关。主要功效为以下几种。

❶ 保湿滋润：面膜涂敷于面部后形成一层紧贴皮肤的隔膜，一方面将皮肤与外界暂时隔绝，使皮肤经表皮水分丢失减少，皮肤含水量增加；另一方面，可使增加皮肤角质层内外浓度差，使角质层吸收能力增强。对于干性皮肤、敏感肌肤等可起到保湿滋润的作用。含有神经酰胺、透明质酸、天然活泉水等保湿成分的面膜可提高皮肤含水量，修复皮肤屏障，舒缓皮肤敏感。中药玉竹、百合、杏仁、马齿苋等含有丰富的多糖、多肽、有机酸、油脂等成分，可改善皮肤干燥，具有保湿滋润的作用。

❷ 美白祛斑：面膜可促进血液循环，丰富的血流量可及时将细胞代谢产生的各种有害物质清除，加快黑色素代谢，达到美白祛斑的作用。含有干扰或抑制黑色素合成、转运等活性成分的面膜可调节黑色素代谢，如：β-熊果苷、维生素 C 及其衍生物、曲酸等，可

以抑制或减轻色素沉着。具有活血作用的桃仁、红花、桃花、玫瑰花、当归、丹参等，及以白命名的白茯苓、白术、白芍、白及等中药，均可改善肤色，具有美白祛斑之效。

❸ 抗衰老：面膜通过其成膜性，减少皮肤水分丢失，增加角质层含水量，使皮肤饱满滋润；成膜后对皮肤形成一定的黏附力，可收紧皮肤，舒展皮纹，使皮肤紧致、富有弹性，减缓皮肤衰老。含有细胞生长调节剂如细胞生长因子、果酸等，及抗氧化成分如超氧化物歧化酶、辅酶 Q10 等成分的面膜，可减少皱纹，延缓皮肤老化。补虚类中药黄芪、灵芝、人参等，被证实可调节皮肤免疫、清除氧自由基，可增加皮肤弹性，减少皱纹的产生。

❹ 抑菌抗炎：面膜通过添加抗菌肽、水杨酸等成分，可达到抑菌抗炎的功效。海藻面膜含有碘及双叉藻菌醇等具有抗菌活性的物质，对如革兰阳性金黄色葡萄球菌、表皮葡萄球菌及革兰阴性铜绿假单胞菌、大肠杆菌具有一定的抑菌作用。现代药理研究证明清热解毒、解表类中药如黄芩、黄连、金银花、蒲公英、白头翁、连翘、葛根等，具有抑菌抗炎、抗病毒的功效。

❺ 修复：含有表皮生长因子、壳聚糖、胶原蛋白、成纤维细胞等成分的面膜可促进皮肤的生长及屏障功能的修复，减少瘢痕的产生。现有大量实验证实从黄芩、紫草、青蒿、白黎芦、积雪草、苦参等中药材中提取出的中药单体黄芩苷、紫草素、青蒿素、白黎芦醇、积雪草苷、苦参碱等可通过抑制瘢痕成纤维细胞生长及胶原合成等机制，促进表皮修复及抑制瘢痕形成。

中草药面膜在保养类面膜中应用广泛，其特点是以中草药为主要成分，用其粉末或煎液、提取液等，适当添加辅助成分，直接调成糊状涂于面颈等如膜状，或浸湿棉片、纱布后贴敷于面部，保留一定时间洗去或揭去。传统中药既具有美容保健的作用，又具有治疗作用，如当归、珍珠、杏子具有脱色增白的功效，银花、海藻具有除皱抗衰的作用，玉桂、金缕梅可去脂控油等。随着科学的发展，对于中草药美容的研究越来越深入，新的面膜材料及方法不断出现，中药美容具有广阔的前景。

二、按面膜剂型分类

（一）粉状面膜

粉状面膜是比较古老的面膜方法。因其生产、使用、贮藏十分方便，在医院、美容院得到广泛使用，居家使用也很容易。它可与许多功能性原料、天然提取物等有效成分配伍，达到清洁、保养、治疗的目的。用水、果汁、蜂蜜等将面膜粉调成糊状后，用刷子或压舌板将面膜糊涂敷于面部，在皮肤上可形成一层质地细软的薄膜，性质温和，吸附污垢的同时，可给表皮补充营养和水分，使皮肤舒展、细碎皱纹变浅，达到美容治疗的目的。

⚠ 注意事项

①粉状面膜调和至糊状为宜，不宜太稀。②涂于面部时面膜厚度应适宜，0.5cm 左右，太薄达不到治疗的预期效果，太厚易造成不必要的浪费。③涂敷时，注意避开眼周和口唇的皮肤。④根据不同肤质，选择不同的粉状面膜，一般 1～2 周 1 次。

（二）膏状面膜

膏状面膜是较常见的面膜种类，多以瓶罐方式包装。由于乳膏体系结构与人体细胞膜双层脂质结构相似，膏状面膜中的有效成分比粉剂更易被皮肤吸收。膏状面膜含较多的黏土成分如淀粉、高岭土、硅藻土等，还含有水分和润肤的油分，有利于皮肤的吸收，因其较涂膜面膜更厚，营养成分能更充分的吸收，可润泽皮肤，保持皮肤弹性，多用于干燥多皱的皮肤。也可添加中草药、海洋生物、天然植物等功效性成分，有护肤营养作用。膏状面膜常作为皮肤护理倒模前的底膜使用。

⚠ 注意事项

①一般涂敷膏状面膜比能成型剥离的面膜可厚一些，使面膜的封闭作用能得以实现，营养成分更易被皮肤吸收。②将膏状面膜涂敷于皮肤上，待 10 ~ 15 分钟后用清水洗净，再涂护肤品。③一般各种皮肤类型、各个季节都可以使用。敏感皮肤使用时注意，最好先在皮肤较薄的部位，如耳后等试用，以了解是否有刺激或过敏反应。④使用不宜过度频繁，油性皮肤约每周 1 ~ 2 次，中干性皮肤每 2 ~ 3 周 1 次即可。

（三）撕拉式面膜

撕拉式面膜在使用前为流动液态，其成分中含有聚乙烯醇，具有极强的黏着力，涂敷后粘贴皮肤并迅速成膜。其清洁原理是利用撕拉式面膜强有力的黏附作用，吸附皮肤及毛孔内的污垢，在面膜揭下时一并撕除，达到清洁皮肤的目的。面膜揭起的撕拉方式，使其清洁作用比其他类型面膜更为突出。

⚠ 注意事项

①涂敷面膜时要避开眼眶、眉部、发际及嘴唇周围的皮肤。②待 15 ~ 20 分钟面膜干后，自下而上轻轻撕除，防止撕剥时动作粗糙，

损伤皮肤。③油性皮肤及皮肤油脂分泌旺盛的部位可以使用，根据油脂的分泌量选择使用间隔期，如油脂分泌特别旺盛的可以1周1次，一般情况可以2～3周1次。④由于揭下面膜时的撕剥动作可能使干性皮肤或敏感性皮肤受刺激，长期使用可能引起皮肤的松弛。

（四）湿布状面膜

湿布状面膜是目前使用最广泛的面膜种类，其利用面膜载体——面膜纸，吸附天然氨基酸、水解蛋白、微量元素、维生素，及生物活性物质如天然保湿因子，或从人参、珍珠等美容中药萃取的有效成分，达到改善肤质、增加细胞活力、增白润泽皮肤等作用；亦或是添加抗敏活性成分如马齿苋、甘菊或天然活泉水等，可用于激光术后皮肤护理、急性皮炎的湿敷治疗。在湿布状面膜中添加多种营养成分，剂量易于控制，能提高有效护肤成分对皮肤的渗透量，并能迅速改变皮肤角质层含水量；可以将湿布裁成各种形状，以适应不同部位，使用方便、卫生。面膜的质地影响着面膜的舒适度和使用效果，一般来说，蚕丝面膜、纯生物制膜最好，天然纯棉膜布其次，合成纤维次之。

⚠️ **注意事项**

①湿布状面膜不能用热水或微波炉加热，可能会破坏其营养成分。②使用后的湿布不可重复再使用。③敷面膜的时间不宜过长，以15～20分钟为宜。④在敷完面膜后外涂面霜或保湿剂，增加密闭性，增强吸收效果。⑤面膜剪裁应与脸的轮廓相符，外敷后用手轻轻抚平，使面膜与皮肤紧密贴合。⑥一般情况可以每周1～2次。⑦湿布状面膜清洁效果不佳，不适合油性皮肤或毛孔粗大、需要加强洁肤的人群。

（五）涂膜面膜

由成膜材料如聚乙烯醇、聚乙烯烷吡咯烷酮和羧甲基纤维素、海藻酸钠等，及其他一些胶质物质中加入某些营养物质、活性成分或治疗药物等制成的胶状或糊状面膜，黏附力强，可保湿、收紧皮肤，因此有促进药物吸收、彻底清洁皮肤、舒展皮纹、改善皮肤弹性等功能。

三、按主要成分来源及作用分类

（一）中草药面膜

如人参面膜，具有营养皮肤、增加细胞活力的作用；当归面膜，具有活血化瘀、促进血液循环、淡化色斑的作用；黄芩面膜，具有清热解毒、抗菌消炎、抗氧化的作用。

（二）植物面膜

如果蔬面膜、芦荟面膜、绿茶面膜、花粉面膜等，含有丰富的维生素、有机酸、微量元素等，具有抗衰老、美白祛斑的作用。

（三）矿物泥、海泥面膜

因其富含丰富的矿物质如锌、铁、钙等，具有消炎、补充微量元素、增白等功效。

（四）动物面膜

如鸡蛋面膜、牛奶面膜、胎盘素面膜、珍珠面膜等，具有营养保湿、抗皱、增加皮肤活力的作用。

（五）化学面膜

如曲酸面膜、维生素C面膜、维生素E面膜等，具有抗衰老、减少色素形成等功效。

（六）生物面膜

如超氧化物歧化酶（SOD）面膜、人表皮生长因子面膜等，有抗氧化、促进皮肤修复等作用。

四、按理化性质分类

（一）倒模

倒模，又称为硬模。其主要成分是石膏。石膏是一种不可逆的无弹性膜材料，用适量的水调和成糊状之后，具有良好的流动性和可塑性，可涂敷与皮肤，5～8分钟后自行凝固成坚硬的膜体，在面部皮肤上形成厚厚的成型"模"，倒模即由此而得名。由于添加剂的构成成分不同，倒模又分为热膜和冷膜。

---

1. 热膜

热膜一般添加微量矿物质、活性元素及骨胶原，主要通过热渗透的原理，促进面部皮肤血液循环加快，毛孔扩张，皮脂腺和汗腺分泌增加，促进皮肤对有效成分的吸收，增白、红润皮肤，减少皱纹，缩小毛孔，收紧皮肤，以达到护肤美容和治疗的作用。

热膜主要用于中性、干性、衰老性皮肤，对色斑、皮肤老化及有瘢痕的皮肤有较好的治疗效果。油性皮肤者可在冬季应用，也可用于健胸、减肥。热膜可加重过敏反应症状，因此，敏感性皮肤慎用。

2. 冷膜

冷膜倒模主要是在倒模中加入少量的清凉剂（冰片、薄荷等物质），通过对皮肤的冷渗透作用，而达到收敛、抑制皮脂分泌、清热消炎、镇静、舒缓皮肤的作用，使受施者感到皮肤有凉爽的感觉，但因其是石膏倒模的缘故，局部的表皮温度不变。冷膜敷面后产生的冷凝结膜主要用于痤疮、敏感皮肤、油性皮肤、混合性皮肤。

⚠ **注意事项**

①选择倒模材料必须安全，无刺激性，无致敏性。②具有良好的流动性和可塑性，倒模凝固后，其理化性质要稳定，体积和形态均不能改变。③凝固时间要适宜，一般初凝 >8 分钟，终凝 <10 分钟。④倒模材料要发热温度到 37℃左右。⑤倒模材料为半水石膏。

（二）软膜

软膜也称软倒模，目前应用比较广泛。软膜是以软膜粉为原料，经温水调至糊状，涂敷于面、颈部等成膜状，保留一段时间用水洗去膜状物。与硬膜不同的是，膜体在面部成形后，不形成坚硬的壳，而是形成一层柔软的膜，对皮肤没有拉紧感，取膜时轻轻揭掉即可。软膜的主要基质有白陶土、炉甘石、滑石、淀粉等。软膜可根据需求添加多种营养物质及药物，其质地细腻，性质柔和，具有滋润、清洁、消炎、祛斑、增白、防皱、抗衰老等作用。根据其添加成分不同及作用不同而将软膜粉作若干类命名。软膜常分为营养类软膜（含牛奶、鸡蛋、胎盘素、各种维生素、花粉等）；抗皱软膜（含骨胶原、人参、SOD 等）；增白祛斑类软膜（含维生素 C、当归、珍珠、矿物泥等）；消炎祛痤类软膜（含冰片、樟脑、硫黄、芦荟、黄连等）。

第五章 5

倒模面膜术操作方法

一、硬膜

（一）工具

　　毛巾、洗面奶、粉刺针、离子喷雾机、超声美容仪、面霜、石膏、倒模碗、调膜棒、纱布、棉片等。

（二）操作要领和方法

1. 面部准备

　　（1）受术者平躺，用毛巾或头套将头发完全包裹；用纸巾或另一条毛巾保护颈部和上衣；询问受术者是否患感冒、咳嗽等呼吸道不适，是否有心脏病、胸闷、恐黑等病症，以确定倒模时是否可以将受术者的口、眼遮住。

　　（2）判断皮肤类型，选择合适的洁面产品。如油性皮肤、混合性皮肤、厚重彩妆皮肤选择泡沫洁面乳、洁面皂；干性、混合性皮肤选择洁面乳、洁面啫喱（包括凝胶）；敏感性皮肤选择无刺激性的弱酸性（pH 值在 5.5 左右）的洁面乳；痤疮皮肤可选用专门抗痘配方的洁面产品。

（3）用温水清洗面部后，挤取适量洗面奶置于手心，分别涂抹在前额、面颊、鼻尖、下巴，以手指打圈的方式将其均匀涂开，遍及全脸，轻轻按摩使之充分溶解。

（4）熏面：用蒸汽离子喷雾器蒸面 10～15 分钟。患者为油性皮肤使用热喷；过敏性皮肤宜用冷喷熏面；对痤疮型皮肤，可用粉刺针剔除粉刺。

---

2. 按摩面部，疏通经络

根据面部美容需要选择含有油脂成分的底霜，应用手指打圈法将其均匀涂于面部。依次采用双颊螺旋式、鼻旁推抹、下颏弹拨、口周和眼周圆形揉摩、额部外抹、额部弹拨、面部切叩等按摩手法，使面部肌肉放松，经络疏通。手法宜轻缓柔和，用力均衡，以患者舒适为度。

按摩手法

❶ 双颊螺旋式按摩

四指指腹在双颊由内向外作螺旋形按摩。

❷ 鼻旁推抹

由鼻根两旁至鼻唇沟转向两颊有节奏地推抹。

❸ 下颏弹拨

双手指腹由下向上有节奏地弹拨下颏，如弹琴样。

❹ 口周、眼周圆形揉摩

用中指、无名指腹沿口唇周围、眼眶周围分别作顺时针、逆时针方向环形揉摩。

❺ 额部外抹

双手拇指指腹，由鼻根向上沿额至发际向两侧太阳穴外抹。

❻ 额部弹拨

双手指腹从眉部至前发际处由下向上有节奏地弹拨前额，如弹琴样。

❼ 面部切叩

双手五指并拢，以尺侧有节奏地叩打面部。

❽ 循经按压穴位

根据面部经络走向采用指尖、指腹点压式按摩法从下到上按压面部主要美容穴位。每个穴位按压 2 ~ 3 秒，以患者感觉局部酸胀或穴位处出现轻度红晕为度。主要线路为：承浆→大迎→下关→太阳；地仓→颧髎→上关→太阳；人中→迎香→四白→听宫→太阳；印堂→攒竹→丝竹空→阳白→百会。

3. 外涂面膜用药

保护眉、眼及口，用薄棉片或两层纱布将眉毛、眼部、口部盖住，露出鼻孔。根据不同的病情选用不同的药物，用蜂蜜或茶水或蛋清调为糊状，均匀敷于面部。对痤疮Ⅰ级或Ⅱ级患者以清热解毒为主，选用药物如栀子、黄芩等。痤疮Ⅲ级、Ⅳ级患者在清热解毒药物基础上，可加化痰散结类药物，如山慈菇、皂角、黄芩等。酒渣鼻、毛细血管扩张患者治疗宜清热解毒、凉血活血，选用药物如凌霄花、红花等。黄褐斑、痤疮后色沉斑患者，可选用白蔹、白及、白术、白僵蚕、茯苓、白鲜皮、桑白皮等。

4. 调制倒模粉及倒模

取 200 ～ 300g 倒模粉，加温开水或中药液适量将倒模粉调成稀糊状，将其迅速、均匀地涂于面部，自额部开始向鼻根、双颊、下颏依次推开倒模，厚度约 0.5 ～ 1.0cm，仅留鼻孔，鼻通气不畅者可留出口部。倒模时使外观涂抹光滑美观。

5. 去模及皮肤处理

倒模约 5 ～ 10 分钟即塑形变硬，25 ～ 30 分钟后模已完全干涸紧缩，温度降低，可去除倒模。先将硬膜轻拍松动，或请受术者稍微活动面部肌肉（微笑或鼓腮），让膜自行松动与皮肤分离，然后从下颏两侧开始，逐渐松动面部周边面膜。双手轻轻向上托起（勿从一侧掀开），使膜与面颊皮肤完全分开，双手托住面膜，稍离受术者面部停留 3 ～ 5 秒，使受术者眼睛适应光线后，将膜取下即可，最后彻底清洗面部。

倒模结束后，外涂乳霜。痤疮用消炎、祛脂、清凉霜等；油性皮肤用清爽乳霜；皱纹、干性皮肤用营养霜；色斑用祛斑润肤霜。一般正常皮肤每月倒模 1 ～ 2 次为宜。多与软膏、面膜等交替配合应用。治疗性倒模视情况可每月做 4 ～ 8 次或更多次。

（三）操作技巧

石膏倒模操作中，为达到最佳治疗效果，应注意影响倒模凝固时间的相关因素及操作方法：

1 > 水粉比

通常水粉比越大，初凝固时间越长。石膏倒模时应注意正确的水粉比，石膏的水粉比是 100g 石膏配 60ml 水，无有经验的操作者可先在橡皮碗内盛适量的水，然后徐徐加入石膏，使其均匀沉入到水里，以表面看不到浮水并有适量的石膏粉末为度。

2 > 调和条件

调和时间长，速度快，能够加速凝固。这是由于调和使石膏的溶解度变大，加速凝固。但如果调和时间过长，一旦将已形成的石膏结晶破坏，会延长凝固时间。一般在 1 ~ 1.5 分钟内搅拌均匀，涂于面部。

3 > 温度

石膏凝固的主要原因是其产生的水化反应，若反应温度高，反应速度快，就能促进石膏倒模的凝固。操作时也应注意水温合适，过高温度会使皮肤不适或烫伤，倒模干涸过快难以操作。水温过低或凉水则倒模粉不易干涸收缩，达不到应有的效果。

（四）注意事项

● 保护好眼睛、口、鼻：用纱布包住上、下眼睑，使其不接触药物和石膏。倒冷膜时，可露出眼睛和鼻孔；倒热膜时，可仅留鼻不覆盖。受术者自觉不适时，应适当留出口或眼睛不遮盖。

● 注意去模时切勿强行揭取，避免给受术者造成不适感或皮肤损伤。

● 若不慎将毛发粘入石膏膜中，切忌强行揭下，可先将膜敲成小碎块，然后一点点揭下，动作要轻柔。

（五）禁忌证

❶

不适合做倒模的情况：不能平卧的心肺疾病患者；患重症感冒、咳嗽等呼吸道不适者；患恐黑病症者；皮肤过敏性疾病患者。

❷

干性皮肤者。

（六）不良反应处理

倒模结束后，若面部皮肤轻微发红，无其他不适者，可不予处理。若面部出现红肿、瘙痒或刺痛者，即刻停止倒模治疗，采取冷敷等对症处理。

二、软膜

（一）工具

毛巾、洗面奶、粉刺针、离子喷雾机、超声美容仪、面模碗、小排刷、压舌板等。

（二）操作要领和方法

1. 面部准备及疏通面部经络

同本章"一、硬膜"。

2. 外涂药物

根据不同的疾病选用相应的药物用水、醋或蜂蜜调成糊状外敷于面部。

3. 涂软膜

涂软膜之前可不涂底霜保护，直接涂膜。取适量面膜粉用温水或蜂蜜调成稀糊状，均匀地涂刷于额、面、颈部等处，除外眉毛、眼部及口唇。软膜可用于各种皮肤，以中性和干性皮肤、过敏性皮肤为佳。

4. 去膜及皮肤处理

软膜涂敷完毕后保留20～25分钟，先用温水润湿并轻轻洗净，晒或拍打收缩水，稍后涂润肤霜。清洗软膜须轻柔、缓缓地润湿干缩的软膜，并轻揉地洗去，避免粗暴地擦洗造成皮肤不适。

（三）注意事项

软膜多数比较柔和，刺激性较小。一般正常皮肤每周1～2次，也可与其他倒模面膜交叉配合使用。

（四）禁忌证

对面膜成分过敏者禁用。

（五）不良反应及处理

软膜治疗过程中，若面部出现红肿、瘙痒或刺痛者，即刻停止治疗，采取冷敷等对症处理。

第六章 **6** 面膜常用
外用中药

　　面膜主要用于三类面部皮肤疾病：炎症性、色素沉积性、病毒感染性。炎症性皮肤病皮疹表现为红斑、丘疹、脓疱、结节、囊肿等，面膜制药以苦寒之清热解毒、燥湿药为主，辅以活血、通络、散结药物；色素性疾病皮疹表现为褐色、黄褐色斑片，面膜制药宜补益类药物为主辅以芳香类、活血类药物；病毒感染性皮肤病皮疹表现为暗褐色、肤色扁平丘疹，面膜制药以辛或酸温之解毒除疣药为主，辅以苦寒解毒、芳香化湿类药物。面膜按用药目的分为治疗和保健两大类；按具体功用分为养颜祛皱类、润肤白面类、祛斑洁面类、灭瘢除疣类、平痤除齇类。

　　一、按功效分类

　　（一）养颜祛皱类

功效　　疏通经络，濡养肌肤。

常用外用药　　玉屑、桃仁、红花、胡粉、防风、白芷、辛夷花、玉竹、当归、毕豆、细辛、白附子、木兰皮、杏仁、白术、香附、白醋、土瓜根、冬瓜仁、珍珠、茯苓、川芎、麝香、僵蚕、白蔹、甘松、猪蹄、猪脂、羊髓等。

（二）润肤美白类

功效　温通活血，润肤增白。

常用润肤药　杏仁、桃仁、川芎、白芷、防风、橘红、蜀椒、辛夷、瓜蒌仁、冬瓜仁、楮桃仁、丁香、沉香、天冬、赤小豆、皂角、藁本、细辛、麝香、牛髓、羊髓、牛脑、羊脑、鹅脂、黄豆、白醋、蔓青油、鹿髓。

常用增白药　茯苓、白术、白鲜皮、白芷、白蔹、白附子、僵蚕、白檀香、鸡蛋白、冬瓜仁、土瓜根、白蒺藜、白米、鹅脂、白石脂、白豆面。

（三）祛斑洁面类

功效　祛除色斑，清洁皮肤。

常用外用药　辛夷、防风、白芷、乌头、僵蚕、细辛、白附子、藁本、益母草、当归、川芎、芍药、玉竹、桃仁、桃花、藿香、广木香、牵牛子、沉香、白檀香、丁香、麝香、杏仁、木兰皮、白及、白矾、硫黄、白石脂、白蔹、冬瓜仁、珍珠母、商陆、乌梅、补骨脂等。

（四）平痤除皶类

功效　功效：清热解毒，祛湿化瘀。

常用外用药：大黄、黄连、黄柏、栀子仁、菟丝子、白蔹、川芎、杏仁、益母草、僵蚕、硫黄、木兰皮、赤小豆、牛黄、乳香、珍珠、苦参、皂角等。

（五）灭瘢除疣类

功效

祛湿化痰。

常用灭瘢药

鸡屎白、瓜蒌、白附子、白芷、珊瑚、细辛、半夏、斑蝥、胡粉、麝香、牡蛎、僵蚕、生姜汁、五倍子、皂角、赤石脂等。

常用去疣药

薏苡仁、硫黄、鸦胆子、杏仁、胆南星、白檀香、麝香、硼砂、大黄、芫花、马齿苋、蜂房、紫草等。

二、按性味分类

（一）甘温补益类

常用药物有人参、黄芪、吴茱萸、山药、山茱萸、胡桃仁、麦冬、天冬、丁香、麻子仁、附子、花椒、半夏、玉竹、菟丝子、枸杞子、黑芝麻、柏子仁、地黄、瓜蒌仁、杏仁、陈皮、香附等。

人参

药性：甘，微苦，温。归肺、脾经。

功效：补气生津，安神益智，润肤悦色，乌发生发。

临床应用：可用于气血虚弱所致的脱发、须发早白、发无光泽，还可用于面色萎黄无泽。

黄芪

药性：甘，温。归脾、肺经。

功效：补气固表，托毒排脓，敛疮生肌，驻颜悦色。《日华子本草》："助气壮筋骨，长肉补血。"《本草备要》："生血生肌，排脓内托，疮痈圣药。"《本草正》："治劳伤，长肌肉。"

临床应用：痤疮，须发早白，脱发，面色萎黄不荣，痈疽。

吴茱萸

药性：辛、苦、热。入肝、脾、胃、肾经。

功效：温中散寒，燥湿降逆，助阳止泻。

临床应用：粉刺，酒渣鼻，湿疮，瘙痒，阴疮，痈疽发背。

山药

药性：甘，平。归脾、肺、肾经。

功效：补肺健脾，生津养胃，驻颜悦色，润泽肌肤。《神农本草经》："补中益气力，长肌肉。久服耳目聪明，轻身，不饥，延年。"《汤液本草》："治皮肤干燥，以此物润之。"《医学入门》："润皮毛干燥。久服益颜色，长肌肉。"《本草纲目》："益肾气，健脾胃，止泄痢，化痰涎，润皮毛。"

临床应用：面部色斑，面色萎黄，皮肤干燥，湿疹，痈肿。

山茱萸

药性：酸，涩，微温。归肝、肾经。

功效：补益肝肾，去黥白面，润肤泽面。《药性论》："兴阳道，添精髓，疗耳鸣，除面上疮。"《日华子本草》："破症结，治酒皶。"《本草品汇精要》："主添精髓，悦颜色。"

临床应用：酒渣鼻，面无光泽，常用于肝肾阴虚型黄褐斑。

胡桃仁

药性：甘，温。归肺、肾经。

功效：补肾温肺，润肤黑发。《食疗本草》："通经脉，润血脉，黑须发，常服骨肉细腻光润。"《本草拾遗》："食之令人肥健。"

临床应用：粉刺，酒渣鼻，皮肤干燥，须发早白。

麦冬

药性：甘，微苦，寒。归心、肺、胃经。

功效：养阴生津，清心除烦，润肤悦色。《神农本草经》："久服轻身，不老不饥。"《名医别录》："安五脏，令人肥健，美颜色。"《图经本草》："补中益心，悦颜色，安神益气，令人肥健。"《本草蒙筌》："美颜色，悦肌肤。"

临床应用：面无光泽，皮肤干燥、皱皱。

天冬

药性：甘，苦，寒。归肺、肾经。

功效：滋阴润燥，清肺降火，驻颜悦色，润肤泽面，乌发固齿。《名医别录》："去寒热，养肌肤，益气力。"《本草蒙筌》："润五脏，悦颜色尤养肌肤。"《药性论》："疗肺痿生痈吐脓，治湿疥，止消渴，去热中风，宜久服。煮食之，令人肌体滑泽，除身中一切恶气，不洁之疾，令人白净。蜀人使浣衣如玉，和地黄为使，服之耐老，头不白。"《日华子本草》："润五脏，益皮肤，脱颜色。"《药性解》："强骨髓，悦颜色。"《滇南本草》："补肺，润皮毛，悦颜色，止咳嗽，咳血。久服，乌须黑发，面似童色。"

临床应用：酒渣鼻，皮肤无泽，须发早白，牙齿松动。新鲜者可用来治疗扁平疣。

丁香

药性：辛，温。归胃、肾经。

功效：温里暖肾，温中降逆，（外用）生发乌发，润肤香身，固齿香口。《海药本草》："治气，乌髭发，杀虫，疗五痔，辟恶去邪。"《药性论》："杀脑疳，入诸香中，令人身香。

临床应用：多外用，治疗脱发，白发，齿松，体臭，口臭等。也常加入治疗粉刺，黄褐斑，老年斑，抗皱等外用药中，可作香袋避汗臭，达到香身的目的。

麻子仁

药性：甘，平。归脾、胃、大肠经。

功效：润肠通便，润泽肌肤，生发泽发。《食疗本草》："治关节不通、发落，通血脉。"《日华子本草》："补虚劳，长肌肉。"

临床应用：面色无华，皮肤干燥、皲裂，脱发，发无光泽，头面疮疥。

半夏

药性：辛，温，有毒。归脾、胃、肺经。

功效：燥湿化痰，降逆止呕，消痞散结，消斑悦面。《名医别录》："消痈肿，堕胎，疗痿黄，悦泽面目。"《药性论》："新生者摩涂痈肿不消，能除瘤瘿。"

临床应用：用于痰湿内停所致的面部色斑，面部萎黄不泽，粉刺，酒渣鼻，瘢痕，痈疽发背。

菟丝子

药性：辛，甘，平。归肝、肾、脾经。

功效：补肾益精，养肝明目，益脾止泻，去黯白面，驻颜悦色。《神农本草经》："补不足，益气力，肥健；汁去面黯，久服明目，轻身延年。"《名医别录》："延年驻悦颜色。"

临床应用：常用于黄褐斑、炎症后色素沉着，白癜风，面色黯淡无泽，斑秃。

附子

药性：辛，甘，大热，有毒。归心、肾、脾经。

功效：补火助阳，逐风寒湿，暖肤活血，生发泽发。

临床应用：雀斑，酒渣鼻，脂溢性皮炎，白癜风，脱发，腋臭。

花椒

药性：辛，温。归脾、胃、肾经。

功效：温中散寒，杀虫止痒，驻颜悦色，乌发生发。《神农本草经》："坚齿发，明目。久服轻身，好颜色，耐老增年通神。""逐骨节皮肤死肌，寒湿痹痛，下气。久服之头不白。"《药性论》："治恶风，遍身四肢顽痹，口齿浮肿摇动；主生发，疗腹中冷痛。"《食疗本草》："灭瘢，生毛发。"

临床应用：肌肤黯淡无泽，须发早白，脱发，瘢痕，牙齿松动，口臭，湿疹，皮肤瘙痒。

玉竹

药性：甘，平。归肺、胃经。

功效：养阴润燥，生津止渴，润肤泽面，去黚白面。《神农本草经》："久服去面黑黚，好颜色，润泽，轻身不老。"《本草蒙筌》："泽容颜，去面黑黚，调气血令体康强。"

临床应用：用于面色晦暗和黄褐斑，皮肤皱皱、无泽，皮肤光老化。

枸杞子

药性：甘，平。归肝、肾经。

功效：滋补肝肾，生津润燥，驻颜悦色，润肤增白。《药性论》："能补益精诸不足，易颜色，变白，明目，安神。"

临床应用：常用于面色萎黄不泽、晦暗，痈疽疮疖。

黑芝麻

药性：甘，平。归肝、肾、大肠经。

功效：补益肝肾，滋养精血，乌发生发，滋润皮肤。《神农本草经》："益气力，长肌肉，填脑髓。久服轻身不老。"《抱朴子》："服至百日能除一切痼疾，一年身面光泽不饥，二年白发返黑，三年齿落更生。"《名医别录》："生油摩疮肿，生秃发。"《玉楸药解》："疗语謇、步迟、皮燥发枯、髓涸肉减、乳少、经阻诸症。医一切疮疡，败毒消肿，生肌长肉，杀虫，生秃发。"

临床应用：须发早白，脱发，皮肤干燥，白癜风，疮疡肿痛。

柏子仁

药性：甘，平。归心、肾、大肠经。

功效：养心安神，润肠通便，润泽肌肤，乌发生发。《神农本草经》："久服令人润泽美色，耳目聪明，不饥不老，轻身延年。"《日华子本草》："治风，润皮肤。"《本草纲目》："养心气，润肾燥，益智宁神；烧沥，泽头发，治疥癣。"

临床应用：面部无泽，肌肤干燥，须发早白，斑秃，疥癣。

杏仁

药性：苦，温，有小毒。归肺、大肠经。

功效：止咳平喘，润肠通便，去黯白面，滋润肌肤。《本草纲目》："杀虫，治诸疮疥，消肿，去头面诸风气皶疱。"

临床应用：痤疮，手足皲裂，瘢痕。与鸡蛋白同用敷面可治疗黄褐斑。

地黄

药性：甘，苦，微寒。归心，肝，肾经。

功效：清热凉血，滋阴去野，驻颜悦色，生发乌发。《神农本草经》："主折跌绝筋，伤中，逐血痹，填骨髓，长肌肉。"《药性论》："久服变白延年。"《本经逢原》："干地黄，内专凉血滋阴，外润皮肤荣泽。"

临床应用：面部色斑，银屑病，白癜风，斑秃，与茜草煎汁合用可乌发。

瓜蒌仁

药性：甘，微苦，寒。归肺、胃、大肠经。

功效：清热化痰，润肠通便，祛野增白，润肤除皱。《名医别录》："主胸痹，悦泽人面。"《日华子本草》："疗手面皱。"《药性论》："悦颜色。"

临床应用：面部色斑，肌肤皱皱、干燥。同杏仁合用揩牙涂发，可用于须发黄白，牙齿黄黑。

陈皮

药性：辛，苦，温。归肺、脾经。

功效：理气健脾，燥湿化痰，养血润肤。《神农本草经》："利水谷，久服去臭下气。"

临床应用：湿疹，皮肤瘙痒，银屑病。其汁外擦可治癣。

香附

药性：辛，微苦，微甘，平。归肝、脾、三焦经。

功效：行气解郁，调经止痛，去黖增白，润肤泽面，洁口除臭。《名医别录》："主除胸中热，充皮毛，久服利人，益气，长须眉。"《本草纲目》："止心腹、肢体、头目、齿耳诸痛，痈疽疮疡。"

临床应用：黄褐斑，口臭，牙齿黄黑，扁平疣。

骨碎补

药性：甘，温。归肝、肾经。

功效：补肾，活血，止血，生发。

临床应用：外用治疗斑秃和病后脱发，也常配于外用方中治疗白癜风等。

（二）味辛发散祛浊类

常用药物有白附子、白蒺藜、细辛、藁本、藿香、防风、青木香、辛夷、麝香、桃花、甘松香，旋覆花、菌桂、零陵香、杜若、檀香、生姜、蔓荆子、皂角刺。

白附子

药性：辛、甘，有毒。归心、脾、肾经。

功效：化痰，祛风，灭瘢，除赘，消斑，泽肤，除皱。《本草纲目》："中风失音，一切冷风气，面皯瘢疵。大明头面痕，入面脂用……消面瘢。"《本草蒙筌》："治面上百病，可作面脂；并灭瘢痕。"《本草从新》："白附子能去头面油风，可作面脂，消瘢疵，祛风痰。"

临床应用：痤疮，酒渣鼻，各种色斑，瘢痕，皱纹，疮疡疥癣。常作面部引经药。美容多外用。

白蒺藜

药性：苦，辛，温。归肝经。

功效：平肝疏肝，祛风活血，祛斑白面，灭瘢去痕，固牙黑发。《神农本草经》："久服长肌肉，明目。"《本草求真》："宣散肝经风邪，凡因风盛而见目赤肿翳，并通身白癜瘙痒难当者，服此治无不效。"

临床应用：色斑，瘢痕，酒渣鼻，也可配行气活血药，治疗气血不和所致的白癜风。久服明目轻身，可防止牙齿动摇，既可内服也可外用。

细辛

药性：辛，温。归心、肺、肾经。

功效：祛风散寒，通窍止痛，防屑止痒，养肤悦色，香口去臭，去皯增白。《神农本草经》："久服明目利九窍，轻身长年。"《本草经集注》："患口臭者，含之多效。"

临床应用：多配外用药中治疗面黑、色斑、皱皱、齿痛、牙齿黄黑；含之能去口臭、起目中倒睫。也常配入治疗白癜风外用方中。

藁本

药性：辛，温。归膀胱经。

功效：祛风散寒，除湿止痛，去皯消皶，润肤悦色。《神农本草经》："长肌肤，悦颜色。"《药性论》："去头风皯疱。"《日华子本草》："治病疾，并皮肤疵皯、酒皶、粉刺。"

临床应用：酒渣鼻、痤疮、色斑，皮肤瘙痒。配白芷外用可去头屑，也可煎汤沐浴及浣衣以治疗疥癣。

藿香

药性：辛，微温。归肺、脾、胃经。

功效：解表去暑，化湿和中，净肤除垢，香体去臭。

临床应用：腋臭，湿疹，煎汤漱口可去口臭，与细茶同用可治烂疮。

防风

药性：辛，甘，温。归膀胱、肝、脾经。

功效：祛风止痒，胜湿止痛，祛斑增白。《本草汇言》："痘疮将出，根点未透，用防风辛温轻散，润泽不燥，能发邪从毛窍出，故外科痈疮肿毒、疮痍风癞诸证，亦必需也。"

临床应用：雀斑、粉刺，也可用于皮肤瘙痒、隐疹、疥癣等皮肤病。

青木香

药性：辛，苦，寒。归肺、胃经。

功效：行气，解毒，消肿，香身。《唐本草》："诸毒热肿、蛇毒，水摩为泥封之，日三、四；疗疔肿大效。"《本草纲目》："治头风、瘙痒、秃疮。"《本经逢原》："治痈肿，痰结、气凝诸痛。"

临床应用：腋臭，头癣，皮肤瘙痒，痈肿。

辛夷

药性：辛，温。归肺、胃经。

功效：祛风散寒，宣通鼻窍，生发泽发，除黚增白，润泽肌肤。《神农本草经》："主五脏身体寒热，风头脑痛，面黚。"《名医别录》："生须发，去白虫。"《药性论》："能治面生黚。面脂用，主光华。"

临床应用：用于各种色斑，面部晦暗无泽，粉刺，脱发。

麝香

药性：辛，温。归心、脾、肝经。

功效：活血散结，止痛消肿，香口除臭，乌发香体，泽面悦色。《名医别录》："去面黚。"《本草正》："除一切恶疮痔漏肿痛，脓水腐肉，面黑斑疹。"

临床应用：用于脾失健运引起的面黄不荣，须发早白。外用可治疗各种色斑，可用于香身，含漱可治疗口臭。

桃花

药性：苦，平。归心、肝、大肠经。

功效：利水，活血，通便，泽面。《神农本草经》曰："杀疰恶鬼，令人好颜色。"《名医别录》云："悦泽人面，除水汽，破石淋，利大小便，下三虫。"《肘后方》言："服三树桃花尽，则面色红润悦泽如桃花也。"《太清草木方》记载："酒渍桃花饮之，除百疾，益颜色。"

临床应用：面色晦暗无泽，治发背痈疽、面上疮黄水出并眼疮、秃疮。

甘松香

药性：辛，甘，温。归脾、胃经。

功效：理气止痛，开郁醒脾，去斑白面，洁肤香身。《本草拾遗》："主黑皮黯䵟，风疳齿䘌，野鸡痔。"《日华子本草》："治心腹胀，下气，作汤浴，令人身香。"

临床应用：各种色斑，粉刺，腋臭。也可用于口臭。

旋复花

药性：苦，辛，咸，微温。归肺、胃、大肠经。

功效：消痰行水，降气止呕，去腐生肌，润泽肌肤。《名医别录》："消皮间死肉，目中眵蔑，利大肠，通血脉，益色泽。"《药性考》："染须乌发，头风白屑。"

临床应用：痤疮，酒渣鼻，脂溢性皮炎，面色晦暗，肌肤无泽，须发早白，脱发。

零陵香

药性：辛，甘，温。归脾、肺经。

功效：祛风散寒，辟秽化浊，香身去屑。《名医别录》："主明目止泪，疗泄精，去臭恶气。"《太平圣惠方》："治头风白屑。"《增广和剂局方药性总论》："主恶气疰，心腹痛满，下气，令体香。"

临床应用：腋臭，齿痛，脂溢性皮炎。

檀香

药性：辛，温。归心、肺、脾、胃经。

功效：行气温中，和胃止痛，去垢香身。《本草纲目》："又面生黑子，每夜以浆水洗拭令赤，磨汁涂之。"

临床应用：可用于黑痣，赘疣，腋臭。

生姜

药性：辛，温。归肺、胃、脾经。

功效：解表散寒，驻颜生发，祛白消斑，香体除臭。《神农本草经》："久服去臭气，通神明。"《备急千金要方》："通汗……去膈上臭气。"《本草纲目》："生眉，擦；治狐臭，擦。"

临床应用：白癜风，腋臭，斑秃，脂溢性皮炎，手足皲裂，手足癣。

蔓荆子

药性：辛，苦，微寒。归膀胱、肝、肺经。

功效：疏散风热，清利头目，生发固发，润泽肌肤，明目坚齿。《神农本草经》："主湿痹拘挛，明目，坚齿。久服轻身耐老，令人润泽颜色。"《本草经集注》："主发秃落。"《名医别录》："益气，令人光泽脂致。"《药性论》："治贼风，能长髭发。"

临床应用：面皱，雀斑，皮肤粗糙，眉发脱落，头痒屑多，牙齿松动。

皂角刺

药性：辛，温。归肺、肝经。

功效：消肿透脓，搜风杀虫。《本草图经》："米醋熬嫩刺针作浓煎，以敷疮癣。"《本草衍义补遗》："治痈疽已溃，能引至溃处。"《本草纲目》："治痈肿，风疬恶疮。"《本草崇原》："攻痘疮起发，化毒成浆。"

临床应用：痤疮，瘾疹，疮癣，痈疽疮疡。

（三）以白治白类

常用药物有白芷、白石脂、白僵蚕、白术、白及、白蔹、白附子、白扁豆、白杨皮、白桐叶、桑白皮、白松脂、白茯苓、白丁香。

白石脂

药性：甘，酸，平。归肺、大肠经。

功效：涩肠固脱，收湿敛疮。《神农本草经》："阴蚀下血亦白，邪气痈肿，疽痔恶疮，头疡疥瘙。"《日华子本草》："排脓治疮疖痔漏，养脾气，壮筋骨，补虚损。"

《千金翼方》："久服安心，不饥，轻身长年。"

临床应用：瘢痕，疮疡痈肿。常加入白面方中以治疗色斑、面部萎黄无泽。

白僵蚕

药性：咸，辛，平。归肺、肝经。

功效：平肝息风，祛风（热）化痰，润肤悦色，增白消斑，灭疮消瘢。《神农本草经》："去三虫，灭黑䵟，令人面色好。"《名医别录》："灭诸疮瘢痕。"《本草经疏》："白僵蚕辛温入肺，去皮肤诸风，故能灭黑䵟及诸疮瘢痕也。"

临床应用：各种色斑，尤其是黄褐斑。内服外用均可。也常用于痤疮，酒渣鼻等具有色沉病变等外用方中。外用具有润白皮肤的作用，用于面部不泽等。

白蔹

药性：苦，甘，辛，凉。归心、肝、脾经。

功效：清热解毒，消疮退斑，润肤泽面，去䵟白面。《神农本草经》："主痈肿疽疮，散结气。"《药性论》："治面上疱疮。"《日华子本草》："烫火疮，生肌止痛。"

临床应用：用于治疗痤疮，酒渣鼻，面部色斑，手足皲裂，汤火伤等，多外用。也常用于增白和白癜风的外用方中。

白及

药性：苦，甘，凉。归肺、胃经。

功效：止血收敛，除斑洁齿，增白润肤。《神农本草经》："主痈肿恶疮败疽，伤阴死肌。"《名医别录》："除白癣疥虫。"《药性论》："治面上䵟疱，令人肌滑。"《唐本草》："手足皲拆，嚼以涂之。"《日华子本草》："汤火疮，生肌止痛，风痹。"《本草纲目》："洗面黑，去䵟䵊。"

临床应用：用于黄褐斑，雀斑，粉刺，皮肤皱皱，手足皲裂等，常外用，也常加入面膜中，作悦皮润肤之用。

白术

药性：甘，苦，温。归脾、胃经。

功效：益气固表，健脾燥湿，驻颜消斑。《神农本草经》："久服轻身延年。"《药性论》："主面光悦，驻颜去䵟。"《新修本草》："用拭面䵟䵊，极效。"《日华子本草》："除烦长肌。"

临床应用：面色萎黄，面部色斑，面部不泽，须发早白，湿疹。外用祛斑方常加入，如白醋浸白术。外搽对雀斑也有作用。

白鲜皮

药性：苦，寒。归胃、膀胱经。

功效：清热解毒，祛风燥湿，润肤增白。《神农本草经》："主湿痹死肌，不可屈伸、起止、行步。"《药性论》："治一切热毒风，恶风，风疮、疥癣赤烂，眉发脱脆，皮肌急，壮热恶寒。"《本草原始》："治一切疥癞、恶风、疥癣、杨梅、诸疮热毒。"

临床应用：可治疗面癣、面游风。多配入增白润肤等外用方中应用。

白扁豆

药性：甘，微温。归脾、胃经。

功效：健脾化湿，洁面润肤。《食疗本草》："补五脏，主呕逆，久服头不白。"

临床应用：外用作润肤面膜，有保养肌肤的作用。

白杨皮

药性：苦，寒。归肺、肾经。

功效：清热解毒，杀虫止痒，润白肌肤。《本草拾遗》："去风痹宿血，折伤，血沥在骨肉间，痛不可忍，及皮肤风瘙肿。"《本草纲目》："煎浆水入盐含漱，治口疮。"

临床应用：手足粗黑，皮肤瘙痒，口疮，牙齿松动，疥癣。

白桐叶

药性：苦，寒。

功效：清热解毒，利水消肿，生发黑发。《本草纲目》："消肿毒，生发。"

临床应用：脱发，斑秃，须发早白，痈疽，疔疮。

桑白皮

药性：甘，寒。归肺、脾经。

功效：泻肺平喘，利水消肿，生发去屑。

临床应用：痤疮，酒渣鼻，脂溢性皮炎，脱发，口臭。以醋浸桑白皮后揩齿可用于牙齿黄黑。

白松脂

药性：苦，甘，温。归肝、脾经。

功效：祛风燥湿，排脓拔毒，生肌止痛。《神农本草经》："主痈疽恶疮，头疡白秃，疥瘙风气。久服可轻身延年。"《药性论》："能贴诸疮脓血，煎膏生肌止痛，祛风。"《滇南本草》："疗赤白癜风，疬风。"

临床应用：白癜风，皮肤瘙痒，痈疽恶疮，疥癣。

白茯苓

药性：甘，淡，平。归心、脾、肺、肾经。

功效：利水渗湿，健脾宁神，润肤泽面，除䵟增白，灭瘢去痕，固齿生发。《抱朴子》："久服灸瘢灭，面生光玉泽。"《本草纲目》："日食一块，至百日肌体润泽……延年耐老，面若童颜。"《本草品汇精要》："白茯苓为末，合蜜和，敷面上。疗面多䵟疱及产妇黑疱如雀卵。"

临床应用：各种色斑，皱纹，面部萎黄，脱发，须发早白，瘢痕，牙齿松动。

白丁香

药性：苦，温。归肝、肾经。

功效：消积除胀，明目消翳，去黯增白，祛痤消痈。《日用本草》："去面上雀子斑、酒刺。"《本草纲目》："疮疡中风，风虫牙痛。"

临床应用：粉刺，酒渣鼻，色斑，痈肿，疥癣，胬肉，龋齿。

（四）活血化瘀类

常用药物有桃仁、当归、川芎、红花、丹参、侧柏叶、凌霄花、玫瑰花等。

桃仁

药性：甘，苦，平，有小毒。归心、肝、大肠经。

功效：活血，祛斑，润肤，泽面。《名医别录》："益精神，悦泽人面。"《御药院方》："去皱皱，悦皮肤。"《食疗本草》："桃仁每夜嚼一颗和蜜涂于面良。"

临床应用：面部色斑，酒渣鼻，粉刺，皮肤皱皱、瘙痒。

当归

药性：甘、辛、温。归心、肝、脾经。

功效：补血调经，活血止痛，润肠通便，去黯白面，润肤泽面。《神农本草经》："主咳逆上气，温疟寒热洗洗在皮肤中，妇人漏下，绝子，诸恶疮瘍金疮，煮饮之。"《名医别录》："补五藏，生肌肉。"《本草纲目》："治头痛，心腹诸痛，润肠胃筋骨皮肤。治瘤疽，排脓止痛，和血补血。"

临床应用：常用于黄褐斑、炎症后色沉，还可用于脱发、须发早白、皱皱及面部萎黄。

川芎

药性：辛，温。归心包、肝、胆经。

功效：活血，行气，祛风，祛斑，洁口。《本草图经》："古方单用川芎含嘴，以主口齿疾。"《本草纲目》："长肉排脓，消淤血。"

临床应用：面部色斑，粉刺，口臭，常与活血祛风之品合用治疗气滞血瘀型白癜风。

红花

药性：辛，温。归心、肝经。

功效：活血，消斑。《本草纲目》："其花暴干，以染真红，又作胭脂。"

临床应用：各种色斑，粉刺，酒渣鼻，银屑病。泡茶饮用可治疗扁平疣。

丹参

药性：苦，微寒。归心、肝经。

功效：活血祛瘀，调经止痛，去黚灭瘢。《日华子本草》："排脓止痛，生肌长肉；恶疮疥癣，瘿赘肿毒，丹毒。"

临床应用：痤疮，酒渣鼻，黄褐斑，瘢痕，疮痈。

侧柏叶

药性：苦，涩，寒。归心、肝、大肠经。

功效：凉血止血，乌发生发。《名医别录》："轻身益气，令人耐寒暑，去湿痹，生肌。"《本草纲目》："黑润鬓发，敷汤火伤，止痛灭瘢。"

临床应用：脱发，须发早白，头发枯黄及烧烫伤。

凌霄花

药性：酸，寒。入肝经。

功效：凉血化瘀，清热散结，祛风止痒。《日华子本草》："治酒齄，热毒风，刺风，妇人血膈，游风，崩中，带下。"

临床应用：酒渣鼻，痤疮，皮肤瘙痒，荨麻疹。

玫瑰花

药性：甘，微苦，温。归肝、脾经。

功效：理气解郁，和血散瘀，退红润发。《食物本草》："辟邪恶之气，食之芳香甘美，令人神爽。"

临床应用：粉刺，酒渣鼻，面部色斑，头面部红斑，发无光泽，痈肿。

（五）苦寒清热解毒类

常用药物有大黄、黄芩、黄柏、黄连、马齿苋、苦参、商陆、土瓜根、栀子、木兰皮、冬瓜子、泽泻、薏苡仁、滑石、赤小豆等。

大黄

药性：苦，寒。归胃、大肠、肝经。

功效：泻下功积，逐瘀通经，清热泻火，凉血消肿，活血祛瘀。《日华子本草》："利大小便，并敷一切疮疖痈毒。"

临床应用：粉刺，酒渣鼻，脂溢性皮炎，热毒、痈肿、疔疮，口疮糜烂、烧烫伤。酒浸泡生大黄后局部外用可治疗牙痛。

黄芩

药性：苦，寒。归肺、胆、脾、胃、大肠、小肠经。

功效：清热燥湿、泻火解毒。《神农本草经》："治恶疮，疽蚀，火疡。"《日华子本草》："主疗疮，排脓。治乳痈，发背。"《本草正》："尤祛肌表之热，故治斑疹、鼠瘘，疮疡、赤眼。"

临床应用：粉刺，酒渣鼻，痈肿疮毒。

黄柏

药性：苦，寒。归肾、膀胱、大肠经。

功效：清热燥湿，泻火除蒸，解毒疗疮。《名医别录》："疗惊气在皮间，肌肤热赤起，目热赤痛，口疮。"《本草拾遗》："主热疮疱起，虫疮，痢，下血，杀蛀虫。"

临床应用：粉刺，酒渣鼻，疮疡肿毒，湿疹，皮肤瘙痒。

黄连

药性：苦，寒。归心、肝、胃、大肠经。

功效：清热燥湿，泻火解毒。《名医别录》："疗口疮。"《日华子本草》："润心肺，长肉，止血；并疮疥。"《本草备要》："治痈疽疮疥。"

临床应用：粉刺，酒渣鼻，湿疹，口疮齿痛，痈肿疔毒。

马齿苋

药性：酸，寒。归肝、脾、大肠经。

功效：清热解毒，凉血止血，散血消肿，除疣灭瘢，明目乌发。《唐本草》："用汁洗紧唇、面疱、马汗、射工毒涂之瘥。"《食疗本草》："湿癣白秃，以马齿膏和灰涂敷。治疳痢及一切风，敷杖疮。"《滇南本草》："杀虫，疗疮红肿疼痛。"

临床应用：粉刺，扁平疣，白癜风，头癣，湿疹，瘢痕，痈肿疮毒。也常配入治疗面部糠疹、腋臭、龋齿等外用方中。

苦参

药性：苦，寒。归肝、肾、大肠、小肠经。

功效：清热燥湿，杀虫止痒。《药性论》："皮肌烦燥生疮，赤癞眉脱。"《滇南本草》："疗皮肤瘙痒，血风癣疮，顽皮白屑，肠风下血，便血。"

临床应用：黧黑斑，白癜风，酒渣鼻，皮肤瘙痒，湿疹，脂溢性皮炎等。

商陆

药性：苦，寒，有毒。归脾、膀胱经。

功效：通利二便，泻水散结。《神农本草经》："主水胀，疝瘕，痹；熨除痈肿。"《日华子本草》："熁肿毒，敷恶疮。"《医林纂要》："磨涂疮癣，杀虫。"

临床应用：疥癣，湿疮，痈肿疮毒，疬病。

土瓜根

药性：甘，淡，平。归肝、脾、肺经。

功效：清肝润肺，健脾除湿，祛斑白面，润泽肌肤。《肘后备急方》云土瓜根"入夜浆水以洗面，涂药。旦复洗之，百日光华射人，夫妻不相识"。《本草纲目》："治面黑面疮。"

临床应用：面部黑斑，粉刺，面无光泽，肌肤皱皱。

栀子

药性：苦，寒。归心、肝、肺、胃、三焦经。

功效：清热利湿，凉血解毒，泻火除烦，洁口去臭。《神农本草经》："主五内邪气，胃中热气，面赤酒疱皶鼻，白癞，赤癞，疮疡。"《本草纲目》："栀子花悦颜色，千金翼面膏用之。"《本事方》："治肺风鼻赤酒齄：老山栀为末，黄蜡等分溶和。"

临床应用：痤疮，酒渣鼻，丹毒，痈肿，口臭。

木兰皮

药性：苦，寒。归肝、脾经。

功效：清热，除湿，利水，去皶，消痈。《神农本草经》："主身有大热在皮肤中，去面热赤疱酒皶，恶风癫疾，阴下痒湿，明耳目。"《名医别录》："疗中风伤寒及痈疽水肿，去臭气。"

临床应用：酒渣鼻、粉刺、毛囊炎、痈疽。与黄芪同用可治饮酒后赤斑黄黑。

冬瓜子

药性：甘，凉。归肝、肺经。

功效：化痰利水，排脓消痈，去皯白面，驻颜悦色。《神农本草经》："主令人悦泽好颜色，益气不饥，久服轻身耐老。"《日华子本草》："去皮肤黑皯，润肌肤。"《本草述》："主治鼻面酒渣如麻豆，疼痛，黄水出。"《本草纲目》："去皯（黵），悦泽白皙。为丸服，面白如玉。"

临床应用：色斑，酒渣鼻，痤疮，面部晦暗。

泽泻

药性：甘，寒。归肾、膀胱经。

功效：利水，渗湿，泄热，泽面。《神农本草经》："久服耳目聪明，不饥，延年轻身，面生光，能行水上。"

临床应用：面色萎黄、晦暗无泽，湿疹。

薏苡仁

药性：甘，淡，微寒。归胃、膀胱经。

功效：利水渗湿，健脾补肺，清热利湿，美颜祛斑。《神农本草经》："久服轻身益气。"

临床应用：色斑，脱发，湿疹，与蜂蜜长期服用可改善皮肤粗糙，可合紫草治疗扁平疣。

滑石

药性：甘，淡，寒。归胃、膀胱经。

功效：利尿通淋，清热解暑，收湿敛疮。《本草纲目》："金疮出血，诸疮肿毒。"

临床应用：粉刺，酒渣鼻，痱子，湿疮，口疮。同石膏、白矾外用可治趾缝浸渍。

赤小豆

药性：甘，酸，平。归心、小肠经。

功效：清热解毒，利水消肿，排脓消痈，润泽肌肤。《药性论》："能消热毒痈肿，散恶血不尽，烦满。治水肿脾肌胀满。捣薄涂痈肿上。能令人美食。"

临床应用：肌肤干燥不荣，痤疮，瘾疹，热毒疮疡。

（六）味甘血肉有情之品

常用药物有猪脂、猪胰、白蜜、乳类、羊胆、脑髓、炼牛髓、羊脂、鹰屎白、鸡子白等。

猪脂

药性：甘，凉。归肺、肝、胃经。

功效：补虚润燥，润肤生发。《名医别录》："猪脂膏主煎诸膏药。"《本草经集注》："能悦皮肤，作手膏，不皲裂。"《日华子本草》："治皮肤风，杀虫，敷恶疮。"《本草纲目》："除五疸水肿，生毛发。"

临床应用：黧黑斑，面上瘢痕，手足皲裂，脱发，疣目。

猪胰

药性：甘，平。归肺、脾经。

功效：益肺健脾，去野白面，滋润皮肤，洁肤去垢。《本草图经》："主肺气干胀喘急，润五脏，去皱、疱、野（黯），并肪膏。"《随息居饮食谱》："润燥，涤垢化痰，运食清胎，泽颜止嗽。"

临床应用：黄褐斑，肌肤干燥、皱皱，皮肤油腻。同胡黄连等药同用可治疗霉疮。

白蜜

药性：甘，平。归肺、脾、大肠经。

功效：调补脾胃，润肤生肌。《名医别录》："久服强志轻身，不饥不老"，"肌中疼痛，口疮，明耳目"。《医学入门》："久服益气轻身，令人光泽。"《本草衍义》："烫火伤涂之痛止，仍捣薤白相和。"

临床应用：面色萎黄无泽，手足皲裂，烫烧伤，口疮。

羊胆

药性：苦，寒。归肝、胆经。

功效：清热解毒，明目退翳，去黚白面。

临床应用：雀斑、黄褐斑，热毒疮疡，目疾。

牛髓

药性：甘，温。归心、脾、肾经。

功效：补血益精，润肤泽面。《韩氏医通》："骨髓煎油，擦四肢之损。"《本草纲目》："润肺补肾，泽肌，悦面。"

临床应用：面部萎黄无泽，手足干燥、皲裂。

羊脂

药性：甘，温。归心、脾、肾经。

功效：补虚润燥，祛风解毒，祛斑增白，润泽肌肤。《日华子本草》："治游风并黑奸。"《本草纲目》："润肌肤。杀虫，治疮癣。"

临床应用：面部色斑，肌肤皲皱，疥癣，丹毒，口疮。

鹰屎白

功效：去黚增白，灭瘢去痕。《嘉祐本草》："灭瘢通用药。"《本草纲目》："消虚积，杀劳虫，去面疱黚。"

临床应用：痤疮，色斑，瘢痕。

鸡子白

药性：甘，微寒。归肺、脾经。

功效：滋阴清热，祛斑消痤，润肤去皱。《本草纲目》："每夜涂面，去黚（黶）齇疱，令人悦色。"

临床应用：黚（黶）皯疱，粉刺，内服外用即可，常食可令面色润泽。

（七）毒药类

不少矿物药药性猛烈，有毒，具有杀虫解毒、祛邪辟瘟等功效。《备急千金要方》中有不少美容方采用矿物药，如对于面生疱疮、酒渣鼻、头面疬疡、面黚，常用黄矾石、石灰、硫黄、朱丹、铅丹、水银、珍珠、朱砂等。除了硫黄仍在临床使用外，其他药物由于有毒已不再使用。

硫黄

药性：酸，热，有毒。归肾、脾经。

功效：外用解毒杀虫疗疮，内服补火助阳通便。《神农本草经》："主妇人阴蚀，疽痔恶血，坚筋骨，除头秃。"《名医别录》:"冷癖在胁,止血,杀疥虫。"《药性论》:"生用治疥癣及疗寒热咳逆。"《本草纲目拾遗》:"舶上硫黄,灭斑,杀虫,治疮通血。"《瑞竹堂经验方》:"治酒皶赤鼻。"

临床应用:面部色斑,酒渣鼻,粉刺,脂溢性皮炎,疥癣,疣,湿疮。

(八)调和类药物

豆类、面粉、猪脂作为辅料,酒、苦酒等作为调和剂广泛应用。

古人在祛斑美容养颜中药的应用中积累了丰富的经验,历代本草对祛斑美容的外用药物记载也最多,对其使用方法记载亦最详细。分析历代本草祛斑美白的性味,四性中温性药使用最多,五味之中,使用最多是辛甘药,次之为苦咸药。如《肘后备急方》美容药以温热性药物最多,占所选药物总数的35.97%,寒凉药物次之,占34.53%,其次是苦,占23.12%。《千金方》中治斑美容药以甘、辛味药物最多,占总数的71.4%,苦咸味次之,占总数的25.8%;也以温性药占最多,占51%。其中甘味药能补益脏腑气血的不足,辛味药发散寒湿,苦寒药物可清热解毒燥湿,芳香药物有辟秽、开窍的作用。由此可见古人认为"黵"等多属气血不足,且兼有寒、瘀和湿,治疗以甘味补不足,以辛味畅通气血、发散寒湿,达到祛斑、润白的作用。古人有以香蠲黑之说,故亦常用丁香、檀香、沉香、藿香、麝香、夜来香等香品以行气化浊而除垢增白。适量外用性味酸敛的药物如杏子、李子、乌梅等可以减轻色斑。用药还遵循"以皮治皮、以色补色"的方法;使用植物种仁多,善用动物药,众多

"血肉有情之品"的使用体现了"同气相求""以脏补脏"思想。部分方中使用有毒中药，达到以偏纠偏，不惟无过的疗效。另外多部古籍记载禽鸟类动物粪便如鹰粪白、鸬鹚粪外用治疗雀斑等有良效，而动物性药物如羊胆、猪脂、鸡子白和食物醋和米泔水也是调配美容祛斑药物常用的基质和调和剂。

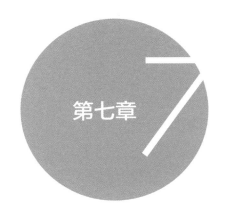

第七章

常用美容腧穴及按摩美容

一、十四经脉及功效

手太阴肺经

主治头、面、胸、上肢皮肤（色素沉着、各种皮疹、脱屑、酒渣鼻）、五官以及经脉循行部位的其他病证。刺激肺经可保养皮肤，使皮肤柔滑与光泽。

手阳明大肠经

主治头面五官病、皮肤病、肥胖症以及经脉循行部位的其他病证。刺激大肠经可改善瘦弱的体形，使之逐渐丰满；若重点刺激合谷、曲池、迎香等，则可防治面部皱纹、痤疮、酒渣鼻、口臭。

足阳明胃经

主治胃肠、头面、目、鼻、口齿病，肥胖症、神志病以及经脉循行部位的其他病证。头面部损美性疾病首先考虑从本经治疗。刺激胃经可改善㿠白的皮肤、瘦弱的体形；刺激胃经循行于面部的穴位可改善皮肤皱纹，减轻眼袋。

足太阴脾经

主治脾胃病、妇科病、前阴病以及其经脉循行部位的其他病证。用于损容性疾病、口唇发白、肥胖、消瘦、面色萎黄、皮肤粗糙、面色无华、毛发稀疏脱落等症。

手少阴心经

主治心、胸、神志病以及其经脉循行部位的其他病证。治疗损容性疾病，如面部晦暗、面色无华、口唇苍白或暗紫等症。

手太阳小肠经

主治头、项、目部疾病，咽喉痛、热病、神志病以及经脉循行部位的其他病证，也可用于减肥瘦身。

足太阳膀胱经

主治头、项、耳、背、腰、下肢部病证，神志病。其背俞穴可治疗其脏腑病证和有关的组织器官病。也可治疗各种损美性疾病，如可减肥瘦身，促进消化，增强体质，调节内分泌，治疗月经不调、经前期综合征，以及雀斑、皮肤过敏等。

足少阴肾经

主治妇科病、前阴病，肾、肺、咽喉病以及其经脉循行部位的其他病证。也用于治疗变态反应性皮肤病，衰老，颜面及肢体浮肿，皮肤干枯不荣，骨骼、牙齿、毛发、耳部疾病等。

主治心、胸、胃、神志病以及其经脉循行部位的其他病证。

主治侧头、耳、目、胸胁等病证，咽喉痛、热病以及其经脉循行部位的其他病证。

主治侧头、目、耳、咽喉病，神志病、热病以及其经脉循行部位的其他病证。也常用于治疗眼角皱纹、脱发、耳聋、耳鸣诸疾。

主治肝病、妇科病、前阴病以及其经脉循行部位的其他病证。可用于治疗面目青黑、黄褐斑、痤疮、肥胖等。

主治神志病、热病，腰骶、背、头项局部病证，鼻部疾病和毛发病变以及相应的内脏病证。

主治腹、胸、颈、头面的局部病证以及相应的内脏器官病证，少数腧穴具有强身保健作用或可用于治疗神志病。临床上抗衰老、减肥和丰乳隆胸等多取该经穴位。

二、面部腧穴及其作用（图2-7-1）

上星

【定位】前发际正中直上1寸。
【主治】脱发，酒渣鼻，面部肿痛，头发早白，头痛。
【针法】平刺0.5～0.8寸。

阳白

【定位】瞳孔直上，眉上1寸。
【主治】面瘫，面肌痉挛，眼睑下垂，面部皱纹，迎风流泪，目眩。
【针法】平刺0.5～0.8寸。

鱼腰

【定位】瞳孔直上，眉毛中。
【主治】眉棱骨痛，眼睑瞤动，上睑下垂，斜视，眉毛脱落，额纹，鱼尾纹，面瘫，近视。
【针法】平刺0.3～0.5寸。

印堂

【定位】两眉头之中间。
【主治】前额痛，鼻渊，酒渣鼻，痤疮，麦粒肿，额纹，目痛。
【针法】向下平刺0.3～0.5寸。

攒竹

【定位】在眉头凹陷中。
【主治】头痛，口眼歪斜，眉棱骨痛，眼睑下垂，呃逆，眼部去皱。
【针法】斜刺或平刺0.3～0.5寸。

丝竹空

【定位】眉梢外侧的凹陷中。
【主治】面瘫，斜视，鱼尾纹，目赤肿痛，眼睑瞤动，眉毛脱落。
【针法】平刺0.5～1寸。

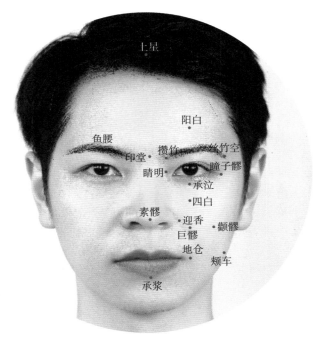

图 2-7-1 面部部分腧穴（正面）

睛明

【定位】目内眦上方眶内侧壁凹陷处。

【主治】近视、目不明，目赤肿痛，夜盲、色盲，酒渣鼻，黄褐斑。

【针法】患者闭目，医者向外固定眼球，于眼眶和眼球之间缓慢直刺0.3～0.5寸，不易提插捻转。禁艾灸。

承泣

【定位】瞳孔直下，眼球与眶下缘之间。

【主治】酒渣鼻、痤疮、干燥综合征（鼻燥）、口周皮炎。

【针法】紧靠眶下缘缓慢直刺0.3～0.7寸，不提插，以防刺破血管引起血肿。

四白

【定位】瞳孔之下，眶下孔中。

【主治】目赤肿痛，眼睑䐃动，面瘫，面部色素沉着，眼生白翳。

【针法】直刺0.2～0.3寸。

迎香

【定位】鼻翼中点旁，鼻唇沟中。

【主治】酒渣鼻、痤疮、干燥综合征（鼻燥）、口周皮炎。

【针法】直刺0.1～0.2寸；或斜刺0.3～0.5寸。

巨髎

【定位】目正视，瞳孔直下，横平鼻翼下缘。

【主治】口角歪斜，面痛，鼻衄，齿痛，唇颊肿胀，黄褐斑，酒渣鼻，面部皱纹。

【针法】斜刺或平刺0.5～0.8寸。

地仓

【定位】瞳孔直下，平口角。

【主治】口周皱纹，面瘫，口周皮炎、酒渣鼻。

【针法】斜刺或平刺0.5～0.8寸。

素髎

【定位】鼻尖的正中央。

【主治】酒渣鼻，昏厥，鼻塞。

【针法】向上斜刺0.3～0.5寸。

承浆

【定位】颏唇沟正中的凹陷处。

【主治】面瘫，流涎，口疮，唇皲，面肿，龈肿。

【针法】斜刺0.3～0.5寸。

瞳子髎

【定位】目外眦旁，眶骨外缘凹陷处。

【主治】目赤肿痛，斜视，眼角皱纹，口眼歪斜，面肌痉挛。

【针法】平刺0.3～0.5寸。

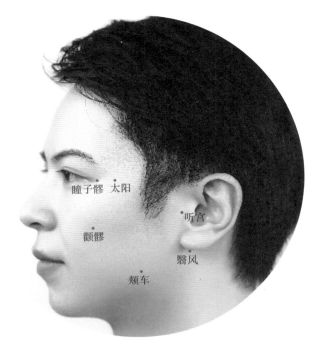

图 2-7-1　面部部分腧穴（侧面）

太阳

【定位】眉梢与目外眦之间，向后约1横指的凹陷中。

【主治】鱼尾纹、皮脂溢出、痤疮。

【针法】直刺或0.3~0.5寸。

颧髎

【定位】目外眦直下，颧骨下缘凹陷处。

【主治】口眼歪斜，眼睑眴动，颊肿，还可用于面部除皱。

【针法】直刺0.2~0.3寸。

颊车

【定位】咬肌隆起的最高点。

【主治】面颊部皱纹，面瘫，咬肌痉挛，颊肿，下颌关节功能紊乱，齿痛。

【针法】直刺0.3～0.5寸；或向地仓穴斜刺0.7～1寸。

听宫

【定位】耳屏中点钱，下颌骨髁状突后方，张口凹陷中。

【主治】耳鸣，耳聋，面部色素沉着，下颌关节炎，面部除皱。

【针法】直刺0.2～0.3寸。

翳风

【定位】乳突下方，平耳垂后方的凹陷中。

【主治】面瘫，面肌痉挛，面疮，面颊肿痛，痄腮，耳鸣，耳聋，脱发，头面疥癣，风疹，神经性皮炎。

【针法】直刺0.8～1.2寸。

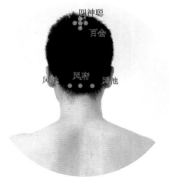

图2-7-2　部分腧穴（后面）

四神聪

【定位】百会穴前后左右各开1寸。

【主治】弱智，失眠，脱发，斑秃，湿疹，头痛，健忘，神经性皮炎。

【针法】平刺0.5～0.8寸。

百会

【定位】前发际线正中直上5寸，或两耳尖连线的中点处。

【主治】脱发，头发早白，脱眉，头痛，心神不宁，脏器下垂，耳鸣。

【针法】平刺0.5～0.8寸。

风府

【定位】后发际正中直上1寸，枕外粗隆下缘的凹陷中。

【主治】脱发，风疹，失音，瘙痒，头痛眩晕，中风不语，癫狂。

【针法】直向下颌方向缓慢刺入0.5～0.8寸，不可向上挑刺。

风池

【定位】平风府，胸锁乳突肌于斜方肌之间的凹陷中。

【主治】脱发，斑秃，近视，发际疮，面瘫，面肌痉挛，瘙痒症，风疹，疥癣，痤疮，神经性皮炎。

【针法】向鼻尖方向斜刺0.5～0.8寸。

三、按摩美容

按摩美容属于中医外治法的一种，具有治疗及保健的双重功效。在中药面膜的治疗中，按摩面部的经络及穴位是疏通面部气血的一种重要方法，既可行气活血，又可提高药物的经皮吸收，提高临床疗效。在中药面膜前实施面部的按摩美容有重要的作用及意义。

（一）按摩美容的作用

中医按摩美容的作用主要表现与以下几个方面：①平衡阴阳，调整脏腑气血功能；②疏通经络，活血化瘀。气血经络"不通则痛""壅塞则肿"，按摩推拿通过一定的手法疏通经络、气血，祛瘀生新，使气血畅达以治疗局部的壅塞凝滞。

西医学认为，推拿的美容作用主要有以下几个方面：①促进血液循环和淋巴循环。②促进皮脂腺、汗腺的分泌，加速皮肤细胞的新陈代谢。③刺激皮下胶原纤维增生，具有抗皱功效。④按摩对皮下神经能起到良性刺激，有缓解疲劳和精神困乏的作用。

（二）按摩美容常用手法

手法的熟练程度及如何适当地选择手法，直接影响美容效果。尤其是头面部的按摩，要求手法熟练、灵活、轻巧、柔和，否则很难被患者接受。熟练的按摩手法应具备持久、有力、均匀、柔和、深透的特点。

面部按摩除点、按、抹、揉、推、拿等单一手法外，还有抚按、摩圈、揉捏、提弹、叩拍等复合手法。多采用中指和无名指两指的指腹按摩，在抚按放松时，则多用整个手掌或鱼际、小鱼际。

点法 以指端或屈指骨突部或肘尖着力于经络、穴位，接而压力，即为点法。按摩面部常用指点法（指端），将力贯注于指端，着力于经络或穴位，常用于头部。在操作时，切忌用爆发力，不可猛然下压。

按法 用手指或手掌在体表某部的穴位上，逐渐用力下压，忌猛点猛提，按压方向要垂直，用力由轻到重，再到轻，使刺激充分到机体的组织深部。

抹法　以手指指尖或手掌，紧贴皮肤表面，来回摩擦，动作应均匀、和缓、连续，一气呵成，不可停顿，用力要轻而不浮，重而不滞。如额部、全面部的上下拉抹。本法最常用于头面和手部按摩。

揉法　用手掌大鱼际、小鱼际、掌根部、手指罗纹面或全掌着力吸定在一定部位上，作轻柔和缓的环旋转动，与患者皮肤之间没有相对位置移动，而是带动皮下组织回旋揉动。操作时动作协调轻柔。面部按摩常用鱼际及拇指揉法。

推法　用手掌或手指着力于人体经络或穴位，作单一方向的直线移动。面部拇指常用拇指平推。用拇指罗纹面着力，其余四指分开着力，按经络循行方向推进，在推进过程中，可重点在穴位处做缓和的揉按动作。多用于额部、面颊。

拿法　捏而提之谓拿。以拇指与食指、中指相对，捏住某一部分或穴位，逐渐合力内收，并作持续的提捏动作，由轻到重，再由重到轻，以局部有酸胀或酸痛为度。拿后继以揉抹局部、缓和刺激来结束治疗。本法主要用于头项、肩背、四肢，也可用于面部，但用力宜轻巧柔和，不可有痛感，是面部美容按摩的常用手法。

击法　单手或双手五指放松自然分开，或五指并拢呈梅花针状，在经络循行部位作反复的垂直叩击动作。腕关节、指关节放松自然，叩击速度快速短暂，不可用猛力，频率快而均匀。常用于头面部。

掐法 用指端（多用拇指指端）甲缘重按穴位，但切忌刺破、损伤皮肤，用力要稳，不可滑动，力量不可过大。

捏法 以拇指与其他四指相对用力，沿经络循行或穴位，反复交替捏拿。适用于头面、颈项、肩背和四肢。

滚法 手背、小指、无名指、中指和食指附着于一定部位，以腕部屈伸、外转使手背连续来回反转滚动，肩肘放松，均匀协调，连贯，逐渐加压，避免来回摩擦、跳动、击打。主要施于肩背、腰臀及四肢等肌肉较丰满的部位。

搓法 用双手掌面挟住肢体一定部位，相对用力，作方向相反的来回快速搓揉，同时作上下往返移动。双手用力要对称，搓动要快，移动要慢。主要用于四肢，一般作为按摩的结束手法。

抚按法 用指端或手掌，在面部皮肤缓慢而有节奏的滑行，多用在按摩的开始和结束。

摩圈法 两手的中指和无名指并拢，在面部做画圈运行，多用在面颊及额部，有一定的力度。该法应配合使用按摩膏、按摩油等增加效果。摩圈法是按摩手法中最轻柔的一种，操作时应肘关节微屈，腕部放松，掌指自然伸直轻放于施术部位，然后连动前臂作缓和协调的环旋抚摩。不可按压推揉，以局部微热舒适为度。

揉捏法 大拇指与其他手指相配合，用指腹的力量，在松弛的肌肉上做指捏、轻推、滚动摩擦等动作，多用于下颏部、面颊部。

提弹法 大拇指与其他手指配合，快速捏提肌肉，四指指尖在面部轻弹皮肤（钢琴状），或由侧面向上弹拨皮肤，力道要适中，适用于眼周。

叩拍法 多用手掌或小鱼际，在额部、头部做一定力度的震动，手腕要放松，力量集中于手掌，使受力部位发生震动，频率要快，触点要有弹性。

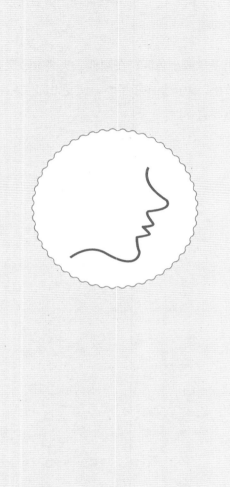

3

临床篇

第一节 粉刺（寻常痤疮）

一、定义

粉刺是一种好发于颜面、胸背等处毛囊皮脂腺的慢性炎症性皮肤病。其特征为散在颜面、胸、背等处的针头或米粒大小白头、黑头粉刺，丘疹、结节和囊肿，可挤出白色粉渣样物，故称粉刺。中医又称之为"皶""痤""面疱""皶疱""肺风粉刺""酒刺"等。本病相当于西医的寻常痤疮。

二、病因病机

本病多因素体阳热偏盛，肺经蕴热，复感风邪，熏蒸面部而发；或过食辛辣肥甘厚味，助湿化热，湿热蕴结，上蒸颜面而致；或因脾气不足，运化失常，湿浊内停，郁久化热，热灼津液，煎炼成痰，湿热浊痰瘀滞肌肤而发。

三、诊断要点

❶ 常见于青年男女。　❷ 多发于颜面、上胸、背部等皮脂腺丰富的部位。

❸ 初起多为白头或黑头粉刺，之后出现丘疹、脓疱，严重可有结节、囊肿。反复发作者，留下凹凸不平的瘢痕及色素沉着。

❹ 一般无明显全身症状，可有轻微瘙痒或疼痛。

四、面模分型治疗

（一）治疗前准备

1.洁面

取平卧位，施术者取适量洁面乳，均匀涂在患者面部，用双手 2 ～ 3 指，由内向外，由下向上打圈清洗皮肤，温水清洗，搽净。

2.中药离子喷雾热喷

选取黄芩、大黄、薏苡仁等药物，煎水后采用中药离子喷雾机离患者面部 15 ～ 20cm 的斜上方热喷 5 ～ 8 分钟。

3.清理粉刺

用 0.5% 碘伏消毒，用粉刺针的一端环形不锈钢边缘以 45°向内下方适度用力将粉刺从环中排除。

4.疏通经络

根据患者面部皮肤情况选用介质，对于面部较干燥的患者，用维生素 E 霜涂面，面部较油腻患者，以 5% 硫黄乳膏涂面。再以双手指腹从额部→眼眶→鼻部→双颊部→口周→颌下→锁骨下的顺序，结合摩、揉、拿等手法进行按摩，指压面部穴位（承浆、地仓、大迎、迎香、巨髎、颧髎、下关、听宫、听会、四白、太阳、印堂、攒竹、阳白）1 ～ 2 遍，以患者有酸胀感为度。

（二）面膜治疗

肺经风热证

主症 丘疹以粉刺为主，少量丘疹，色红，或有痒痛，或有脓疱，舌质红，苔薄，脉浮数。（图3-1-1）

治则 疏风清肺。

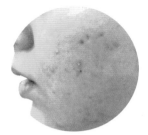

图3-1-1 痤疮（肺经风热证）

处方 黄芩、连翘、蒲公英、金银花、桑白皮、天花粉等分。

操作要点 上药物研磨成极细末，用蜂蜜调制成糊状，均匀涂抹在面部，避开眼睛、眼睑、鼻孔及唇红区。之后上石膏成模。面模冷去后取下。清水洗去中药面膜。

疗程 每周1次，4～6次为1个疗程。

湿热蕴结证

主症 颜面，胸背部皮肤油腻，皮疹以丘疹、脓疱、结节为主，红肿疼痛，伴口臭、便秘、溲黄，舌红，苔黄腻，脉滑数。（图3-1-2）

治则 清热燥湿，解毒散结。

处方 大黄、黄连、黄柏、金银花、连翘、蒲公英、皂角刺、冬瓜子、紫花地丁、丹参、侧柏叶等量。

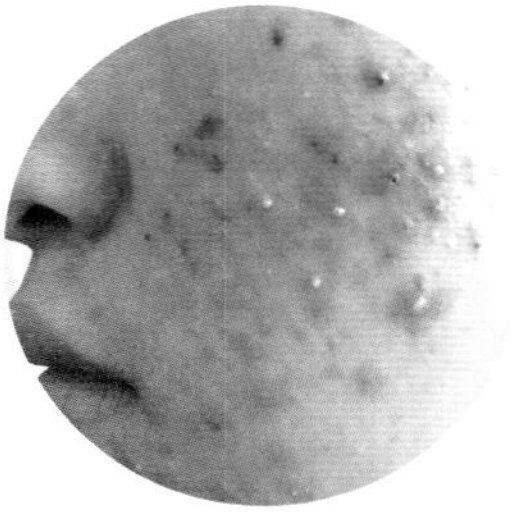

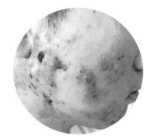

图 3-1-2　痤疮（湿热蕴结证）

操作要点 等药物研细，加适量绿豆粉，用茶水或蜂蜜调成糊状，均匀涂于患者面部，形成面膜。之后上石膏成模，避开眼睛、眼睑、鼻孔及唇红区。面模冷去后取下。清水洗去中药面膜。

疗程 每周 1 次，4 ～ 6 次为 1 个疗程。

痰瘀结聚证

主症 皮疹以囊肿、结节为主，色暗红或紫，或有疼痛，或见瘘道，经久难愈，伴纳呆腹胀，舌质暗红，苔黄腻，脉弦滑。（图 3-1-3）

图 3-1-3　痤疮（痰瘀结聚证）

治则 化瘀散结，清热解毒。

处方 大黄 10g、白僵蚕 10g、山慈菇 10g、鱼腥草 15g、苦参 6g、冬瓜仁 15g、皂角刺 6g、透骨草 10g、赤芍 10g、丹参 10g、当归 6g。

操作要点 方法①：上药水煎成 150ml 药汤，过滤，待温度降至 40℃ 左右时，倒入装有 300g 熟石膏粉的容器内，搅拌成糊状，用脱脂棉遮盖眉、眼、口，将药糊均匀涂于整个面部，仅露出鼻孔。5 分钟后，患者自觉面部微热，持续 15 分钟后变冷，即可揭去，用温水洁面。方法②：按上方法把药物研细粉，用蜂蜜调覆于面部，按倒模方法覆上石膏模。

疗程 每 3 ~ 5 天 1 次，4 ~ 6 次为 1 个疗程。

冲任失调证

主症 皮疹以粉刺、丘疹为主，或有结节，色暗红。多见于青中年女性，皮疹好发于环唇部，下颌部。或伴烦躁易怒，胸胁胀痛，月经先后不定期，痛经，有血块，经前皮疹加重，舌红，苔黄，脉弦细。（图 3-1-4）

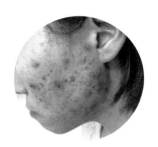

图 3-1-4 痤疮（冲任失调证）

治则 调理冲任，解毒祛湿。

处方 大黄、白术、茯苓、泽泻、菟丝子、冬瓜仁、当归、蒲公英等量。

操作要点 上药研末，用茶水或蜂蜜调成糊状，均匀涂于患者面部，形成面膜。之后上石膏模，避开眼睛、眼睑、鼻孔及唇红区；面模冷去后取下。清水洗去中药面膜。保持 30 分钟后温水洗净。

疗程 每5~7天1次，4~6次为1个疗程。

气滞血瘀证

主症 炎性皮疹基本消退，以暗红斑、色沉斑为主。（图 3-1-5）

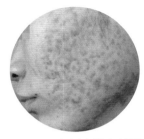

图 3-1-5　痤疮（气滞血瘀证）

治则 凉血化瘀，活血通络。

处方 桂枝、红花、凌霄花、大黄、儿茶、辛夷、薏苡仁等分。

操作要点 上药研末，用茶水或蜂蜜调成糊状，均匀涂于患者面部，形成面膜。持续15~20分钟后温水洗净。面膜后可配合局部放血治疗。

疗程 每5~7天1次，4~6次为1个疗程。

五、皮疹多且泛发者可配合其他疗法

火针治疗 患者取仰卧位，操作者坐于患者头颈部端，充分暴露皮损部位，用右手食指触压皮损，观察皮损硬度、深度，选好进针点。用 0.5% 碘伏消毒皮损，操作者左手持酒精灯，右手拇、食、中指（呈握毛笔式）持针柄，在酒精灯火焰上 1/3 处烧针，使致全红。待针烧至通红白亮时快速进针。要求垂直进针，进针、出针速度均要求极快。不同类型的皮疹刺法要点不同。①粉刺：对于突出明显的白头、黑头粉刺，轻点，粉刺针垂直轻压,脂栓能出则出,不能出者不可强行挤压。②丘疹：选好积脓点进针，轻轻刺破透脓即可，之后用粉刺针挤压；较大的丘疹，周边环有红斑，可行围刺法，宜浅刺；积脓点一般为丘疹结节中央的白点、黄点、黑点；粉刺针挤压，在针刺部位周边轻压使脓栓向针孔处积聚，将粉刺针斜面向上挤压即出。③结节：按压后明确积脓点，刺破透脓，挤压即可。若无明显积脓点，皮疹表面轻、浅、密刺，深度轻触皮表，密度每针相隔 1 ~ 2mm。④囊肿：针刺积脓点、黑色瘀斑处，用棉签挤压；未化脓部位，应轻浅围刺；对于较严重融合成片的囊肿，针刺积脓点、黑色瘀斑处，粉刺针轻压，脓血能出则出，不强行挤压，可联合拔罐，助排除脓毒和瘀血。治疗完毕，用 0.5% 碘伏消毒皮损，24 小时内保持局部干燥。

中药涂擦	脓肿、囊肿、结节较多者，外敷如意金黄色散，芙蓉叶膏，每日 1 ~ 2 次。
针刺治疗	皮疹处阿是穴结合局部取穴如下关、颊车、攒竹等；辨证选穴：足三里、手三里、曲池、三阴交、丰隆、肾俞等，留针 20 ~ 30 分钟。
放血疗法	色泽鲜红的结节，囊肿可行围刺出血，再用小火罐以闪火法吸附在皮疹处，留罐 1 分钟左右后起罐。
游走罐	适用于背部痤疮的患者。患者取俯卧位，暴露整个背部皮肤，选用中号火罐，先沿督脉、膀胱经行闪罐法 2 ~ 3 遍，再用

棉球蘸取石蜡油涂抹在膀胱经分布的部位，以闪火法将火罐轻轻吸附在皮肤处，一手紧握火罐，在膀胱经分布部位来回游走，以局部皮肤发红为度，之后留罐5～10分钟。对于背部较大的丘疹或结节，可在皮疹周围用针围刺后再留罐。治疗完毕，皮疹处消毒，24小时内保持干燥。

灸法

对伴有下焦或中焦虚寒的患者可联合灸法。下焦虚寒的女性患者多表现为痛经、月经不定期、畏寒、肢冷等，用醋调吴茱萸粉做成薄药饼，置于腹部神阙、关元、归来穴位上，在其上置蚕豆大艾柱点燃，燃烧至患者局部发烫时除去。此为1壮，每次灸3壮。灸毕以药饼敷贴覆盖，24小时后自行取下，局部发痒者可提前取下。每周治疗1～2次，10次为1个疗程。中焦虚寒者多表现为脘腹胀满，喜温喜按，进食生冷后易泄泻。

六、综合治疗效果图

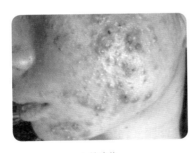 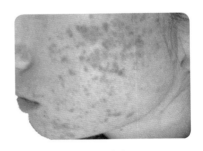

A 治疗前　　　　　　　　　　　　　　B 治疗后

图3-1-6　痤疮治疗前后对比

七、按语

寻常痤疮是皮肤科最常见的慢性炎症性毛囊皮脂腺疾病，中药面膜是集中药、按摩于一体的中医外治疗法，能直接作用于病变部位，使药物从毛孔入腠理，通经贯络，或提而出之，或攻而散之，较之服药尤有力。对以炎性皮疹及粉刺为主的患者，选择归肺经的黄芩、连翘、葛根、金银花、桑白皮、天花粉等药物。连翘清热解毒，消肿散结，为疮家圣药；黄芩清热燥湿，泻火解毒；天花粉清热泻火，生津止渴，消肿排脓；桑白皮利湿去脂。皮疹以丘疹、脓疱、结节为主者属湿热蕴结证，以胃肠湿热最常见，外用药物以性味苦寒为主，代表药物大黄、黄连、黄柏等，三黄均性苦寒，清热燥湿。徐宜厚教授认为脓疱为热毒或火毒炽盛所致，故加用蒲公英、紫花地丁、金银花、野菊花等清热解毒药物。皮疹以囊肿、结节为主者属痰瘀结聚证，以丹参、赤芍、当归活血化瘀，凉血消痛；白鲜皮、苦参清热燥湿、泻火解毒，鱼腥草、天花粉、皂角刺、透骨草清热解毒、消痈排脓，半夏化痰燥湿。冲任失调者，或因气血不足，或因气机郁结，虚寒内生者，以温性药物菟丝子、当归，辅以祛湿药物，起到散寒化湿之效。

八、注意事项

- 注意休息，不要熬夜。
- 注意清洁面部，尽量不使用粉质化妆品。
- 伴有破溃或感染时，要配合使用外用抗生素。
- 敏感肌肤或首次使用面膜时，可缩短持续时间。
- 面膜使用过程中，如有明显的灼热、刺痒感，应立刻洗去面膜，对症处理。

第二节　酒渣鼻

一、定义

酒渣鼻是一种发生在颜面中部，以红斑和毛细血管扩张及丘疹、脓疱为主要表现的慢性皮肤病。因鼻色紫红如酒渣故名。中医又称"酒糟鼻""酒齄鼻""鼻皶鼻""赤鼻""酒皶""鼻准红赤"等。本病西医亦称之为酒渣鼻。

二、病因病机

本病多因肺胃积热上蒸，复感风寒外袭，血瘀凝结而成；或嗜酒之人，酒气熏蒸，郁而化火，上熏于面所致；或病久邪热稽留，气血运行受阻，致气滞血瘀，郁结肌肤而成。

三、诊断要点

1 多发于成年人及中年人，女性多于男性，但男性患者病情多较重。

2 皮损好发于颜面的中央部，如鼻尖、鼻翼、前额、眉间、双颊及下颏，对称分布，常伴皮脂溢出症。

3 局部以毛细血管扩张、皮脂腺及结缔组织增生为主，有红斑、丘疹、脓疱等临床表现。

4 病程缓慢，一般无自觉症状。

四、面膜分型治疗

（一）治疗前准备

1. 洁面

取平卧位，施术者取适量洁面乳，均匀涂在患者面部，用双手 2 ～ 3 指，由内向外，由下向上打圈清洗皮肤，温水清洗，搽净。

2. 疏通经络

根据患者面部皮肤情况选用介质，对于面部较干燥的患者，用维生素 E 霜涂面，面部较油腻患者，以 5% 硫黄乳膏涂面。再以双手指腹从额部→眼眶→鼻部→双颊部→口周→颌下→锁骨下的顺序，结合摩、揉、拿等手法进行按摩，指压面部穴位（承浆、地仓、大迎、迎香、巨髎、颧髎、下关、听宫、听会、四白、太阳、印堂、攒竹、阳白）1 ～ 2 遍，以患者有酸胀感为度。

（二）面膜治疗

肺胃热盛证

主症 多见于红斑期，皮脂溢出，红斑多发于鼻部、两颊，压之退色；毛细血管扩张；常嗜酒，喜食辛辣厚味，伴口干，时有口臭，便秘，舌红，苔薄黄，脉滑数。（图 3-2-1）

治则 清肺泻热。

处方 黄芩、红花、栀子、木兰皮、珍珠粉等分。

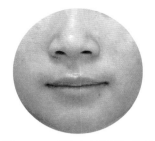

操作要点 先以抹法舒缓面部肌肉，再用点压式按摩法按压颊车、迎香、攒竹、太阳、四白、巨髎等，以局部酸胀为度或红晕为度。

图3-2-1 酒渣鼻（肺胃热盛证）

上药研为极细末，用浓茶水调为糊状，每晚睡觉前均匀地外敷于红斑处，外敷20～30分钟左右清洗。可酌情配合中药湿敷、放血疗法、面部针刺治疗。

疗程 每日1次，15天为1个疗程。

热毒蕴肤证

主症 多见于丘疹脓疱期，多有脓疱，毛细血管扩张明显，局部灼热。伴口干，大便干燥，舌红，苔黄腻，脉数。（图3-2-2）

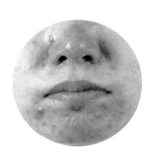

治则 清热解毒，凉血化瘀。

图3-2-2 酒渣鼻（热毒蕴肤证）

处方 大黄、硫黄、黄柏、黄连、栀子各等分。

操作要点 上药研为极细末，用水调成糊状，均匀涂于患者面部。对于面部红肿明显，可在印堂、素髎、太阳等穴位处放血，避开放血部位，在皮疹处涂面膜，持续 20 ～ 30 分钟，再以温水洗净。可配合火针治疗。

疗程 放血疗法每周 1 次，面膜使用每周 2 ～ 3 次，2 周为 1 个疗程。

气滞血瘀证

主症 多见于鼻赘期。男性患者多表现为鼻部组织增生，鼻头紫红肥大，呈结节状，毛孔扩大。（图 3-2-3）

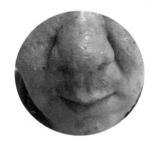

图 3-2-3 酒渣鼻（男）
（气滞血瘀证）

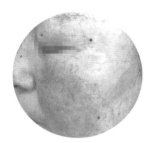

图 3-2-4 酒渣鼻（女）
（气滞血瘀证）

女性患者多表现为双颊、鼻部弥漫暗红斑伴明显的毛细血管扩张。舌质暗红，苔黄，脉沉涩。（图 3-2-4）

治则 凉血化瘀。

处方 大黄、硫黄、凌霄花、红花、辛夷等分。

操作要点 上药研磨成极细末，加入熬好冷却的猪油适量，搅拌调匀，贮瓶备用。患者仰卧位，患处碘酒消毒，铺巾，可予利多卡因乳膏局部浸润麻醉，手握手术刀片，在增生处做"十"字划痕，划后以无菌纱布蘸干部分血液，而后行压迫止血，并包扎，术后3天患处禁水，再外敷上药。对弥漫暗红斑基础上的毛细血管取上药研为极细末，用茶水或蜂蜜调成糊状，均匀涂于患者面部。持续20～30分钟，再以温水洗净。对鼻赘期一般面膜后配合鼻部放血治疗。

疗程 每1～2周1次治疗，4次为1个疗程。

五、可配合的其他疗法

放血疗法

面部红肿明显，可行耳尖、面部穴位放血治疗。

耳尖放血：先取患者一侧耳尖，术者用拇、食二指轻揉患者耳尖，使皮肤微微潮红；然后用0.5%碘伏消毒。术者用左手固定患者耳朵，右手持针以垂直方向快速刺破耳尖穴皮肤，深度为1～3 mm，随即出针，用手指挤压患者的耳穴，使其出血，并用无菌棉球擦吸挤出的血液。观察挤出血液变透亮、血量减少为宜，两耳交替进行。术毕再次碘伏消毒。

穴位放血：以印堂、四百、太阳、承浆、阿是穴为主穴，用0.5%碘伏消毒穴位处，右手持针以60°左右的角度斜刺，在穴位以直径为1cm的范围内浅密刺至出血，并以左手挤压增加出血量，术毕再次消毒，48小时内保持干燥。

火针治疗

对于面部细小的毛细血管，先用0.5%碘伏消毒，左手持酒精灯，右手持毫针，在酒精灯的外焰处烧红后，轻点扩张的毛细血管两端；对于丘疹、脓疱，火针直刺入丘疹、脓疱顶端，再以棉签轻压，挤出脓栓，术毕再次消毒患处。

针灸治疗

用 0.5 寸的微针针刺，主穴取印堂、迎香、地仓、承浆、大迎、合谷、曲池，用泻法，针刺得气，留针 20 ~ 30 分钟，2 ~ 3 天 1 次，10 次为 1 个疗程。

中药湿敷治疗

对于面部红斑明显，伴瘙痒的患者，将双黄洗剂（黄芩、黄柏等）、苦马洗剂（苦参、马齿苋等）按一定比例稀释后，湿敷于面部，每次 10 ~ 15 分钟重复 3 遍，每日 3 ~ 4 次。

六、综合治疗效果对比

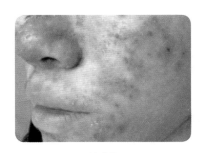 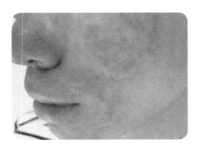

A 治疗前   B 治疗后

图 3-2-5　酒渣鼻治疗前后对比

七、按语

酒渣鼻发病机制尚未明确，中医对本病的病机最明确的认识始于《医宗金鉴》"由胃火熏肺，更因风寒外束，血瘀凝结。故先红后紫，久变为黑，最为缠绵"，提出治法为"宣肺中郁气，化滞血"。《伤寒论》第 48 条曰："二阳并病……因转属阳明……设面色缘缘正赤者，阳气怫郁在表，当解之、熏之"，指出了邪热郁蒸于阳明经脉之中，使人面色发红。由此可见酒渣鼻的病机为外寒、内热、血瘀，相应治法为解表，清热，化瘀。

皮损以潮红、红斑为主，证属肺胃热盛，此期以清热为主，治以苦寒清热、归肺经之药。黄芩清热燥湿，泻火解毒，尤擅清上焦之热。《神农本草经》曰："木兰皮，主身有大热在皮肤中。去面热、赤疱、酒皶"，"栀子，主五内邪气，胃中热气，面赤、酒疱皶鼻"。茶叶主要成分为茶多酚，可减轻面部油腻，收敛毛孔，故采用浓茶调配。

皮疹以丘疹、脓疱、毛细血管扩张为主，证属热毒蕴肤。《备急千金要方》中治面有热毒恶疮方，即为胡粉、黄柏、黄连。

皮疹以鼻部组织增生，鼻头紫红肥大证属气滞血瘀。面部为阳明经分布最多的部位，此经多气多血。可配合刺血疗法，符合《内经》中的"满则泄之""宛陈则除之者，去血脉也"的思路，外用大黄苦寒清热解毒，兼以凉血化瘀，硫黄杀虫疗疮，还可以抑制皮脂分泌。

八、注意事项

● 部分患者停用糖皮质激素制剂后，面部红肿、肿胀、灼热明显，或伴有渗液，表现为激素依赖性皮炎，此阶段不建议中药面膜，可予中药溶液塌渍，待激素依赖现象消退后再行中药面膜治疗。

● 外用药物面膜过程中，自觉瘙痒刺激感，应立即停用。

● 行放血疗法后 24 小时内保持面部干燥。

第三节　黧黑斑（黄褐斑）

一、定义

黧黑斑是一种发生于颜面部位的局限性淡褐色或褐色色素改变的皮肤病。中青年女性多发，临床表现为对称分布于暴露颜面部位的色素沉着斑，抚之不碍手，压制不褪色。中医亦称之为"肝斑"。本病相当于西医的黄褐斑。

二、病因病机

本病多与肝、脾、肾三脏关系密切，气血不能上荣于面为主要病机。如情志不畅，肝郁气滞，气郁化热，熏蒸于面，灼伤阴血而生；或冲任失调，肝肾不足，水火不济，虚火上炎所致；或慢性疾病，营卫失和，气血运行不畅，气滞血瘀，面失所养而成；或饮食不节，忧思过度，损伤脾胃，脾失健运，湿邪内蕴，上熏而致病。

三、诊断要点

1. 本病多见于妊娠期、长期服用避孕药、生殖器疾病以及月经紊乱的妇女，也可累及中年男性。

2. 多分布于前额、颧部或面颊的两侧。

3. 皮疹为黄褐斑片，深浅不定，淡黄灰色，或如咖啡，大小不等，形态各异，孤立散在，或融合成片，一般多呈蝴蝶状。

4. 无自觉症状。

⑤ 病程经过缓慢。

四、面膜分型治疗

（一）治疗前准备

首先彻底清洁患者的皮肤，然后再均匀涂抹润肤乳或橄榄油，采用平刮法按照额、眼周、面颊、口周、鼻部、下颌的顺序进行，刮拭压力平稳、均匀、缓慢，以患者耐受程度为准，刮痧以面部皮肤轻微发热为度，共刮 4 次，对于色素斑较深的部位可增加刮拭次数。并在刮痧的过程中点按面部穴位，完毕，清洁患者面部。

（二）面膜治疗

肝郁气滞证

主症 多见于女性，斑色深褐，弥漫分布，伴有烦躁不安，胸胁胀满，经前乳房胀痛，月经不调，口苦咽干，舌红，苔薄，脉弦细。（图 3-3-1）

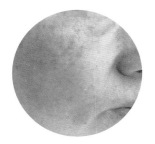

图 3-3-1 黄褐斑（肝郁气滞证）

治则 疏肝理气，活血退斑。

处方 白蔹、白芍、白附子、白僵蚕、白术、白茯苓、菟丝子、藁本、辛夷、当归等分。

操作要点 刮痧完毕，上药研末，然后将白醋、蛋清、冬瓜汁按 1∶1∶1 比例适量加入药粉，调成糊状，涂于黄褐斑处持续 20 ~ 30 分钟，用温水洗去。可配合蜡疗、中药离子喷雾、针刺治疗。

疗程 每日 1 次，7 次为 1 个疗程。

脾虚湿盛证

主症 斑色灰褐，状如尘土附着，伴有疲乏无力，纳呆困倦，月经色淡，白带量多，舌淡胖，边有齿痕，脉濡或细。（图 3-3-2）

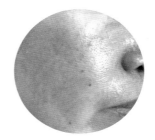

治则 健脾除湿。

图 3-3-2　黄褐斑（脾虚湿盛证）

处方 黄芪、白术、白茯苓、冬瓜子、白敛、玉竹、土瓜根、防风各 1 份，细辛、川芎、白附子、杏仁各 2 份。

操作要点 上药物研末，以白蜜调成糊状，夜入睡前敷在面部，涂于面部持续 20 ~ 30 分钟，用温水洗去。

疗程 每日 1 次，7 次为 1 个疗程。

肝肾不足证

主症 斑色褐黑，面色晦暗，常有慢性疾病，伴有头晕耳鸣，腰膝酸软，失眠健忘，五心烦热，舌红少苔，脉细。（图 3-3-3）

治则 补益肝肾。

处方 白附子、菟丝子、白术、泽泻、茯苓、生地、天冬、川芎等分。

操作要点 上药磨细粉，以白蜜调成糊状，夜入睡前敷在面部，涂于面部持续 20 ～ 30 分钟，用温水洗去。

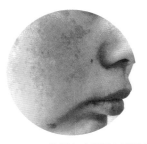

图 3-3-3　黄褐斑（肝肾不足证）

疗程 每日 1 次，7 次为 1 个疗程。

五、其他治疗

（一）针灸

基本用穴 上星、太阳、阳白、下关、四白、印堂、风池、合谷等穴，远端取太冲、内关、三阴交、公孙、气海等穴。

随证配穴 肝郁气滞证，主穴用三阴交、足三里、太冲，配穴用阴陵泉、行间、肝俞；脾虚湿盛证，主穴用中脘、足三里、阴陵泉，配穴用脾俞、上脘、下脘；肝肾不足证，主穴用太溪、三阴交，配穴用肾俞、阴陵泉。实证施泻法，虚证施补法。

疗程 每日 1 次，7 次为 1 个疗程。

（二）耳针

基本用穴

肺、内分泌、缘中、交感、皮质下、面颊。

随证配穴

肝郁气滞证，配肝、神门、胆、胸；脾胃虚弱证，配心、脾、胃、三焦；肾虚证，配肾、肾上腺。

同时结合伴随病症配穴：月经不调，配子宫、附件、腹；神经衰弱，配心、神门、脾；慢性肝胆病，配胰、胆、脾。

操作

每次选 4 ~ 6 个穴位，用毫针轻刺激，留针 20 分钟。

疗程

疗程：每日或隔日 1 次，10 次为 1 个疗程。

（三）艾灸

灸足三里、气海、关元、三阴交以益气固本，适于虚证患者。可悬灸或隔姜灸，每次 20 分钟，每天 1 ~ 2 次。

六、综合治疗效果对比

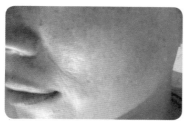

A 治疗前

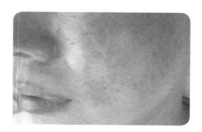

B 治疗后

图 3-3-4　黄褐斑治疗前后对比

七、按语

黄褐斑又称肝斑，临床主要表现为患者眶周、颧颊部、前额、鼻部等出现的黄褐色或者深褐色的斑片，色斑的深浅可与季节、日晒、内分泌、熬夜、劳累等有关。历代医家对黄褐斑早有研究，清代何梦瑶《医碥》卷之三·杂症·面中载："面上黧黑斑，水虚也，女人最多，六味丸。外用甘松、山柰、细辛、白芷、白蔹、白及、防风、荆芥、僵蚕、天麻、羌活、陀僧、川椒、菊花、独活、枯矾、檀香各一钱，枣肉七个，肥皂肉一斤，同为丸，秋冬加生蜜五钱，皮粗稿加牛骨髓三钱，洗面"。《千金要方》记载多个用于面皯的内服、外用面药及洗面方，为后世中药美容用药提供了丰富的指导。明代陈实功《外科正宗》中载："黧黑斑者，水亏不能制火，血弱不能华肉，以致火燥结成斑黑，色枯不泽，朝服肾气丸以资化源，早晚以玉容丸洗面斑上，日久渐退。"中药面膜治疗黄褐斑具有显著优势。

八、注意事项

● 黄褐斑的发生不仅与黑色素合成相关，还存在表皮渗透屏障受损，因此，临床治疗黄褐斑时应使用保湿、舒缓的医学护肤品，以恢复皮肤屏障。

● 做好防晒。

● 避免诱发因素：如服用光敏性药物等。

● 积极治疗可能诱发或者加重黄褐斑的相关慢性疾病，如肝脏疾病及某些妇科疾病。

● 调整心态，缓解焦虑。

第四节　扁瘊（扁平疣）

一、定义

扁瘊是一种好发于颜面、手背、前臂等处的病毒性赘生物。相当于西医的扁平疣。

二、病因病机

多因脾不健运，湿浊内生，复感外邪，凝聚肌肤所致，热客于肌表，风毒久留，郁久化热，气血凝滞而发；或肝火妄动，气血不和，阻于腠理而致病。

三、诊断要点

❶ 皮损常见于青年人的面部，手背及前臂、颈部也可发生。

❷ 皮损为正常皮色或浅褐色的帽针头大小或稍大的扁平丘疹。圆形、椭圆形或多角形，表面光滑，境界清楚，散在或密集，常由于搔抓而自体接种，沿抓痕呈串珠状排列。

❸ 无自觉症状或偶有痒感，经过缓慢，可自行消退。消退前常出现炎症反应，异常瘙痒，可能复发。

四、面膜分型治疗

（一）治疗前准备

1. 洁面

取平卧位，施术者取适量洁面乳，均匀涂在患者面部，用双手 2 ～ 3 指，由内向外，由下向上打圈清洗皮肤，温水清洗，搽净。

2. 中药离子喷雾热喷

选取薏苡仁、当归、辛夷等药物，煎水后采用中药离子喷雾机离患者面部 15 ～ 20cm 的斜上方热喷 5 ～ 8 分钟。

3. 疏通经络

根据患者面部皮肤情况选用介质，对于面部较干燥的患者，用维生素 E 霜涂面，面部较油腻患者，以 5% 硫黄乳膏涂面。再以双手指腹从额部→眼眶→鼻部→双颊部→口周→颌下→锁骨下的顺序，结合摩、揉、拿等手法进行按摩，指压面部穴位（承浆、地仓、大迎、迎香、巨髎、颧髎、下关、听宫、听会、四白、太阳、印堂、攒竹、阳白）1 ～ 2 遍，以患者有酸胀感为度。

（二）面膜治疗

风热蕴结证

 疣体突发，散在或密集，疹色淡红或浅褐色，自觉微痒，

有同形反应。伴口干，心烦；舌质红，苔黄，脉弦或数。（图3-4-1）

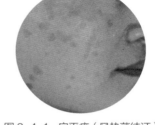

（治则）清热解毒，祛风散结。

图 3-4-1　扁平疣（风热蕴结证）

（处方）薏苡仁、地肤子、枯矾、大青叶等分。

（操作要点）上药共研磨成细末，然后用温水酌加少量醋调成糊状涂于疣体。可配合火针治疗。

（疗程）每日1次，10次为1个疗程。

毒瘀互结证

（主症）病程长，皮疹较硬、厚，呈暗褐色，不痛不痒；舌质暗红或有瘀斑，脉沉弦。（图3-4-2）

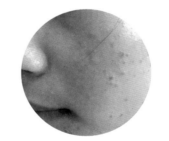

（治则）清热解毒，活血化瘀。

图 3-4-2　扁平疣（毒瘀互结证）

（处方）黄柏、土茯苓、蒲公英、马齿苋、薏苡仁、当归各等分。

（操作要点）上药研细末，用蜂蜜调成糊状，以海缥峭蘸取药糊涂搽疣体，使疣体表皮微微泛红为度，然后将药糊外敷患处，注意保护正常皮肤。可配合火针、冷冻治疗。

疗程 每天1次，每次20～30分钟，10次为1个疗程。

脾虚湿蕴证

主症 疣体分布稀疏，呈肤色，经久不退。伴面色㿠白，食少纳呆，脘腹胀满，便溏，舌淡暗，舌体胖大，苔白或腻。（图3-4-3）

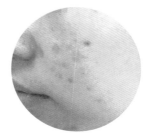

图3-4-3　扁平疣（脾虚湿蕴证）

治则 健脾化湿。

处方 冬瓜仁、薏苡仁、土茯苓、马齿苋各等分。

操作要点 上药用蜂蜜调成糊状，外敷患处，保持20分钟后，清水洁面。可配合火针、蜡疗、针灸治疗。

疗程 每天1次，10次为1个疗程。

五、其他治疗

（一）中药外用

1.马齿苋60g、木贼草30g、香附15g、苍术15g、鸭胆子3g、苦参15g、芒硝30g煎水，用湿布面膜湿敷，每日两次，每次

10 ~ 15分钟，5 ~ 7天为1个疗程。

2.木贼草30g、露蜂房30g、蛇床子15g、细辛10g，水煎取汁，乘热外洗，每日1 ~ 2次，每次10 ~ 15分钟。

3.用五妙水仙膏点涂疣体。

4.用鸦胆子油，少量点擦疣体，勿刺激周围皮肤。

（二）火针

选用盘龙针，先烧针身再烧针尖，垂直快速点刺疣体顶部，深度以不超过皮损基底部为宜。对于皮疹较薄、色偏红的患者，针尖仅轻触皮疹表面，减小针刺密度。

针刺治疗：取穴合谷、曲池、列缺、用泻法，每日1次，留针30分钟。

六、综合治疗效果对比

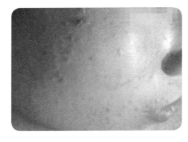 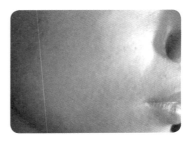

A 治疗前 　　　　　　　　　　B 治疗后

图 3-4-4　扁平疣治疗前后对比

七、按语

扁平疣是人类乳头瘤病毒所引起的一种常见的病毒性赘生物，好发于面部、手背。外用中药多以清热疏风、活血化瘀、解毒攻结为法。中药外用发挥了独特优势。

八、注意事项

● HPV 主要通过直接接触病损部位或间接接触被病毒污染的物品而传播,故应避免与扁平疣患者密切接触。一旦感染此病,应慎用外用腐蚀药,避免搔抓,以免引起同形反应而加重病情。

第五节　面游风（脂溢性皮炎）

一、定义

> 面游风是一种因皮脂分泌过多而引起皮肤上出现红斑、上覆鳞屑的慢性炎症性皮肤病。因其多发于面部,表现为皮肤瘙痒、脱屑,故称之为面游风。中医又称之为"白屑风""钮扣风""眉风癣"等。本病相当于西医的脂溢性皮炎。

二、病因病机

本病多因风热之邪外袭,郁久耗伤阴血,阴伤血燥,或平素血燥之体,复感风热之邪,血虚生风,风热燥邪蕴阻肌肤,肌肤失于濡养而致;或由于恣食肥甘油腻、辛辣之品,以致脾胃运化失常,化湿生热，湿热蕴阻肌肤而成。

三、诊断要点

1 多见于成人，婴幼儿也时有发生，男性多于女性，有皮脂溢出体质，在皮脂过度溢出基础上发生。

2 好发于头皮、颜面、躯干等皮脂腺分布较丰富的部位。其中颜面部好发于眉间眉弓、鼻唇沟、胡须部；躯干部好发于前胸、颈后及上背部、腋窝、脐窝、腹股沟等位置。少数重症患者可泛发全身。

3 皮损边界清楚，形态大小不一，初起为毛囊周围红色小丘疹，继而融合大小不等的暗红或黄红色斑片，覆以油腻性鳞屑或痂皮，可出现渗出、结痂和糜烂并呈湿疹样表现。

4 头皮等处损害严重时可伴有毛发脱落，面部可与痤疮并发，皱褶处皮损常出现类似湿疹样改变。

5 患者自觉不同程度瘙痒。

6 病程慢性，反复发作，时轻时重。

四、面膜分型治疗

血热风燥证

主症 多发于头面部，见淡红色斑片，干燥脱屑，状如糠秕，瘙痒，遇风加重，或见头发干枯无光泽，脱落；伴口干，大便干燥，舌质红，苔薄白，脉细数。（图 3-5-1）

治则 清热凉血，祛风止痒。

处方 润肌膏：当归、紫草、麻油、黄蜡。

操作要点 前 3 味同煎至药枯滤清，将油再煎，入黄蜡化尽，倒入碗内，待冷备用。皮损脱屑、干燥者，用润肌膏外涂，每日 1 ~ 2 次。

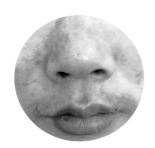

图 3-5-1 脂溢性皮炎
（血热风燥证证）

湿热蕴阻证

主症 发于头面部或泛发全身，皮损为潮红斑片，有油腻性痂屑，甚至糜烂、渗出；伴口苦，口黏，脘腹痞满，小便短赤，大便臭秽，舌质红，苔黄腻，脉滑数。（图 3-5-2）

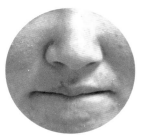

图 3-5-2 脂溢性皮炎
（湿热蕴阻证）

治则 清热利湿。

处方 青黛、黄柏、石膏、滑石各等分。

操作要点 上药研为极细粉，用菜籽油调成糊状，外涂于面部，每日 1 次，每次持续 20 ~ 30 分钟，再以温水洁面。

五、其他治疗

可选三黄洗剂、双黄洗剂等清热利湿类药物湿敷。

面油风的好发部位多属督脉，足太阳膀胱经，足少阳胆经，可选用风池、完骨、上星、百会及夹脊穴，面部皮损加合谷、迎香、太阳、耳部皮损加耳门，施泻法，留针15分钟，每天1次，10次为1个疗程。

在肾上腺、内分泌、神门、皮质下及相应部位取穴。埋针或用王不留行籽压贴穴位，每天自行按揉3～4次，湿热证者加耳尖、脾、胃、大肠穴。

六、综合治疗效果对比

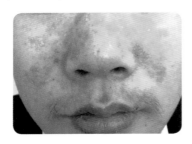 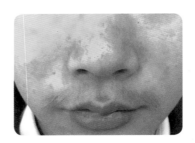

A 治疗前   B 治疗后

图 3-5-3　脂溢性皮炎治疗前后对比

七、按语

脂溢性皮炎是发生在皮脂腺丰富部位的一种慢性鳞屑性炎症性皮肤病。主要临床表现是在皮脂腺分布较多的皮肤上出现红斑，其上可见油腻性痂屑，严重者红斑基础上可见渗出，甚至继发感染，其常见的发病部位主要集中于面部的眼睑、面颊及鼻唇沟等区域。面部脂溢性皮炎的发生人数越来越多，考虑与成分多样的化妆品的使用、不规律的生活习惯、不合理的膳食有关。外用药物应区分燥与湿，皮疹红、鳞屑干燥者多属血热风燥证，治宜凉血润燥；皮疹红、鳞屑油腻者多属湿热，治宜苦寒清热利湿，选用青黛、黄柏、黄连等治疗。

八、注意事项

- 避免使用刺激性强的药品。
- 清淡、低脂饮食，规律作息。

附　录

《千金翼方》与《千金要方》记载部分美容外用方药

紧肤类

◎ 紧面皮方

　　大猪蹄一具，治如食法，水二升、清浆水一升，釜中煎成胶，以洗面，又和澡豆，夜涂面，晓以浆水洗，令面皮紧矣。

祛斑类

◎ 治面疱疱瘢三十年以上，并冷疮虫瘢，令灭方

　　斑蝥、巴豆各三枚，胡粉、鹅脂、金洮沙、密陀僧、高良姜、海蛤各三两。上八味为粉，以鹅脂和，夜半涂，晓以甘草汤洗之。

◎ 灭瘢方

　　衣鱼二枚、白石脂一分、雁屎三分、白附子一分、白僵蚕半两。上五味为末，腊月猪脂和敷。慎生冷风日。令肌腻。

◎ 灭瘢方

　　丹参、羊脂。上二味和煎，敷之。灭瘢神妙。

　　又方：取禹余粮、半夏等分，捣末，以鸡子黄和，先以新布拭瘢上令赤，以涂之。勿见风。涂之二十日，十年瘢并灭。

治酒渣鼻类

◎ 栀子丸：治酒瘟鼻疱方

　　栀子仁三升、川芎四两、大黄六两、豉三升、木兰皮半斤、甘草四两。上六味捣筛为末，炼蜜和，丸如梧桐子，以饮服十丸，日三服，稍加至二十五丸。

又方：蒴藜子、栀子仁、豉各一两、木兰皮半斤。上四味为末，以醋浆水和之如泥，夜涂上，日未出时以暖水洗之。亦灭瘢痕。

又方：鸬鹚屎一斤。上一味捣筛，腊月猪脂和如泥，夜涂之。

◎白膏：主面瘡疱疥痛恶疮方

附子十五枚、野葛一尺五寸、蜀椒一升。上三味切，醋渍一宿，猪膏一斤煎附子黄，去滓，涂之，日三。

◎薄鼻疱方

蒴藜子、栀子仁、豉各一升、木兰皮半斤。上四味末之，以醋浆水和如泥，夜涂上，日未出时暖水洗之。亦灭瘢痕。

◎治面瘡疱方

鸬鹚屎一升末之，以腊月猪脂和令匀，夜敷之。

去皱类

◎面膏：去风寒，令面光悦，却老去皱方

青木香、白附子、川芎、白蜡、零陵香、香附子、白芷各二两、茯苓、甘松各一两、羊髓一升半。上十味㕮咀，以水酒各半升浸药经宿，煎，三上三下，候水酒尽膏成，去滓，敷面作妆，如有黚黯皆落。

美白类

◎白面方

牡蛎三两、土瓜根一两。上二味末之，白蜜和之，涂面，即白如玉，旦以温浆水洗之。

◎治黚黯乌黡，令面洁白方

马珂二两、珊瑚、白附子、鹰屎白各一两。上四味研成粉，和匀，用人乳调以敷面，夜夜着之，明旦以温浆水洗之。

◎治面黯黶方

沉香、牛黄、陆香、雌黄、鹰屎、丁香、玉屑各十二铢、水银十铢。上八味末之，蜜和以敷。

◎治面黑生黯皰方

白敛十二铢，生礜石、白石脂各六铢，杏仁三铢。上四味研，和鸡子白，夜卧涂面上，旦用井花水洗之。

◎治面黯皰，令人悦白方

瓜蒌子六合、麝香半两、白石脂五合、雀屎二合。上四味捣筛，别研麝香、雀粪、白石脂，和合，取生菟丝苗汁和之如薄泥，先用澡豆洗去面上腻，以涂黯上，日夜三四过，旦以温浆水洗之，任意作妆。

◎治黯子，面不净方

以上朱砂研细如粉，和白蜜涂之，旦以醋浆洗之。

又方：白附子、香附子、白檀、马珂、紫檀各一两。上五味末之，白蜜和如杏仁大，阴干，用时以水研涂面，旦以温水洗。忌风油。

◎治面皯黶方

矾石、硫黄、白附子各一两。上三味细研，以大醋一盏浸之一宿，净洗面，涂之。

抗衰老类

◎鹿角散：令百岁老人面如少女，光泽洁白方

鹿角一握，牛乳三升，川芎、细辛、天门冬、白芷、白附子、白术、白敛各三两，杏仁二七枚、酥三两。上十一味㕮咀，其鹿角先以水渍一百日，出，与诸药内牛乳中，缓火煎令汁尽，出角，以白练袋贮之，余药勿取，至夜取牛乳石上摩鹿角，取涂面，旦以浆洗之。无乳，小便研之亦得。

红润光泽类

◎ 令人面洁白悦泽，颜色红润方

猪胰五具、芜菁子二两、瓜蒌子五两、桃仁三两。上四味以酒和熟捣，敷之。

又方：采三株桃花，阴干，末之，空心饮服方寸匕，日三。并细腰身。

又方：以酒渍桃花，服之，好颜色，治百病。

◎ 桃花丸：治面黑黯，令人洁白光悦方。

桃花二升、桂心、乌喙、甘草各一两。上四味末之，白蜜为丸，服如大豆许十丸，日二，十日易形。一方有白附子、甜瓜子、杏仁各一两，为七味。

◎ 白杨皮散：治面与手足黑，令光泽洁白方。

白杨皮十八铢、桃花一两、白瓜子仁三十铢。上三味治下筛，温酒服方寸匕，日三。欲白加瓜子，欲赤加桃花。

除油脂类

◎ 治粉滓黯𪏮方

白敛十二铢、白石脂六铢。上二味捣筛，以鸡子白和，夜卧涂面，旦用井花水洗。

◎ 去粉滓黯𪏮皱疱及黡毛，令面悦泽光润如十四五时方

黄芪、白术、白敛、葳蕤、土瓜根、商陆、蜀水花、鹰屎白各一两、防风一两半、白芷、细辛、青木香、川芎、白附子、杏仁各二两。上十五味末之，以鸡子白和作挺，阴干，石上研之，以浆水涂面，夜用，旦以水洗。细绢罗如粉，佳。

◎ 治面粉滓方

熬矾石，以清酒和敷之，不过三上。

又方：捣生菟丝苗汁，涂，不过三上。

治痤类

◎ 治面皰甚者方

冬葵子、柏子仁、茯苓、冬瓜子。上四味各等分，末之，酒服方寸匕，食后服，日三。

◎ 治面皰方

荠苨、肉桂各二两。上二味为末，以醋浆服方寸匕，日一。亦治黚黡，及灭瘢，去黑誌。

又方：枸杞根一十斤、生地黄三斤。上二味，先捣筛枸杞，又捣碎地黄，曝干合筛，空腹酒服方寸匕，日三。

◎ 治面瘡方

木兰皮一斤，以三年醋渍令没百日，曝干末之，温酒服方寸匕，日三。

面脂、面膏类

◎ 面脂

主面及皴皺黑皯，凡是面上之病，悉皆主之方。

丁香十分，零陵香、桃仁、土瓜根、白敛、白及、栀子花、沉香、防风、当归、辛夷、麝香、川芎、商陆各三两，白芷、葳蕤、菟丝子、甘松香、藿香各十五分，蜀水花、青木香各二两，茯苓十四分、木兰皮、藁本、白僵蚕各二两半，冬瓜仁四两，鹅脂、羊髓各一升半，羊肾脂一升，猪胰六具，清酒五升，生猪肪脂三大升。上三十二味切，以上件酒挼猪胰汁，渍药一宿，于脂中以炭火煎，三上三下，白芷黄绵滤，贮器中，以涂面。

◎ 面脂方

防风、川芎、白芷、白僵蚕、藁本、葳蕤、茯苓、白敛、细辛、土瓜根、瓜蒌仁、桃仁、蜀水花、青木香、当归、辛夷各半两、鹅脂一升、羊肾脂一升、猪脂二升。上一十九味细切，绵裹，酒二升渍一日一夜，内脂中，急火煎之，三上三下，然后缓火，一夜药成，去滓，以寒水石粉半两内脂中，以柳木篦熟搅，任用之。

◎面膏方

　　杜蘅、牡蛎、防风、藁本、细辛、白附子、白芷、当归、木兰皮、白术、独活、葳蕤、天雄、茯苓、玉屑各一两，菟丝子、防己、商陆、栀子花、橘皮、白敛、人参各三两，甘松香、青木香、藿香、零陵香、丁香各二两，麝香半两，白犬脂白鹅脂、牛髓各一升，羊胰三具。上三十二味，以水浸膏髓等五日，日别再易水，又五日日别一易水，又十日二日一易水，凡二十日止，以酒一升挼羊胰令消尽，去脉，乃细切香，于瓷器中浸之，密封一宿，晓以诸脂等合煎，三上三下，以酒水气尽为候，即以绵布绞去滓，研之千遍，待凝乃止，使白如雪，每夜涂面，昼则洗却，更涂新者，十日以后色等桃花。

◎面膏

　　主有黯黵及痤瘰，并皮肤皴劈方。

　　防风、藁本、辛夷、芍药、当归、白芷、牛膝、商陆、细辛、密陀僧、川芎、独活、鸡舌香、零陵香、葳蕤、木兰皮、麝香、丁香、真珠各一两，蕤仁、杏仁各二两，牛髓五升，油一升，腊月猪脂三升，獐鹿脑各一具。上二十五味，先以水浸脑髓使白，藿香以上㕮咀如麦片，乃于脑、髓、脂、油内煎之，三上三下，即以绵裹搦去滓，乃内麝香及真珠末，研之千遍，凝，即涂面上。

　　又方：香附子十枚，白芷一两，零陵香二两，茯苓一大两，蔓菁油二升，牛髓、羊髓各一斗，白蜡八两，麝香半两。上九味切，以油、髓微火煎五物令色变，去滓，内麝香，研千遍，凝，每澡豆洗面而涂之。

◎鹿角涂面方

　　鹿角一握、川芎、细辛、白敛、白术、白附子、天门冬、白芷各二两、杏仁二七枚、牛乳三升。上一十味，鹿角先以水渍之百日令软，总内乳中，微火煎之令汁竭，出角，以白练袋盛之，余药勿收，至夜取牛乳石上摩鹿角，涂面，晓以清浆水洗之，令老如少也。

◎面脂

　　主悦泽人面，耐老方。

白芷、冬瓜仁各三两，葳蕤、细辛、防风各一两半，商陆、川芎各三两，当归、藁本、蘼芜、土瓜根、桃仁各一两，木兰皮、辛夷、甘松香、麝香、白僵蚕、白附子、栀子花、零陵香半两，猪胰三具。上二十一味薄切，绵裹，以猪胰汁渍一宿，平旦以前猪脂六升，微火三上三下，白芷色黄膏成，去滓入麝，收于瓷器中，取涂面。

◎ 面脂

治面上皱黑，凡是面上之疾，皆主之方。

丁香、零陵香、桃仁、土瓜根、白敛、防风、沉香、辛夷、栀子花、当归、麝香、藁本、商陆、川芎各三两，葳蕤、藿香、白芷、甘松香各二两半，菟丝子三两，白僵蚕、木兰皮各二两半，蜀水花、青木香各二两，冬瓜仁四两，茯苓三两，鹅脂、羊肾脂各一升半，羊髓一升，生猪脂三大升。上二十九味㕮咀，先以美酒五升挼猪胰六具，取汁渍药一宿，于猪脂中极微火煎之，三上三下，白芷色黄，以绵一大两内生布中，绞去滓，入麝香末，以白木篦搅之至凝乃止。

洗方 / 澡豆方

◎ 猪蹄汤

洗手面令光润方。

猪蹄一具，桑白皮、川芎、葳蕤各三两，白术二两，白茯苓三两，商陆二两，白芷三两。上八味㕮咀，以水三斗煎猪蹄及药，取一斗，去滓，温一盏洗手面，大佳。

◎ 桃仁澡豆

主悦泽，去皯䵟方。

桃仁、芜菁子各一两，白术六合，土瓜根七合，黑豆面二升。上五味合和捣筛，以醋浆水洗手面。

◎ 玉屑面膏方

治面无光泽，皮肉皱黑，久用之令人洁白光润。

玉屑、川芎、土瓜根、葳蕤、桃仁、白附子、白芷、冬瓜仁、木兰、辛夷各一两，菟丝子、藁本、青木香、白僵蚕、当归、黄芪、藿香、细辛各十八铢，麝香、防风各半两，鹰屎白一合，猪胰三具，蜀水花一合，白犬脂、鹅脂、熊脂各一升，商陆一两，猪肪脂一升。上二十八味，先以水浸猪鹅犬熊脂，数易水，浸令血脉尽乃可用，㕮咀诸药，清酒一斗渍一宿，明旦生擘猪鹅等脂，安药中，取铜铛于炭火上微微煎，至暮时乃熟，以绵滤，置瓷器中，以敷面。仍以练系白芷片，看色黄即膏成。其猪胰取浸药酒，捣取汁，安（铛）中。玉屑、蜀水花、鹰屎白、麝香末之，膏成，安药中，搅令匀。

◎五香散

治黯𪒟皶𪒰𪒰，黑运赤气，令人白光润方。

毕豆四两，黄芪、白茯苓、葳蕤、杜若、商陆、大豆黄卷各二两，白芷、当归、白附子、冬瓜仁、杜蘅、白僵蚕、辛夷仁、香附子、丁子香、蜀水花、旋覆花、防风、木兰、川芎、藁本、皂荚、白胶、杏仁、梅肉、酸浆、水萍、天门冬、白术、土瓜根各三两，猪胰二具。上三十二味下筛，以洗面，二七日白。

◎澡豆方

洗手面令白净悦泽。

白芷、白术、白鲜皮、白敛、白附子、白茯苓、羌活、葳蕤、瓜蒌子、桃仁、杏仁、菟丝子、商陆、土瓜根、川芎各一两，猪胰两具大者，冬瓜仁四合，白豆面一升，面三升，溲猪胰为饼，曝干捣筛。上十九味合捣筛，入面猪胰，拌匀更捣，每日常用，以浆水洗手面。

◎澡豆方

细辛半两，白术三分，瓜蒌二枚，土瓜根三分，皂荚五挺，商陆一两半，冬瓜仁半升，雀屎半合，菟丝子二合，猪胰一具，藁本、防风、白芷、白附子、茯苓、杏仁、桃仁各一两，豆末四升，面一升。上一十九味捣细筛，以面浆煮猪胰一具令烂，取汁和散，作饼子，暴之令干，更熟捣细罗之，以洗手面。

又方：丁香、沉香、青木香、桃花、钟乳粉、真珠、玉屑、蜀水花、木瓜花各三两，梣花、梨花、红莲花、李花、樱桃花、白蜀葵花、旋覆花各四两，麝香一铢。上一十七味，捣诸花，别捣诸香，真珠、玉屑别研成粉，合和大豆末七合，研之千遍，密贮勿泄，常用洗手面作妆，一百日其面如玉，光净润泽，臭气粉滓皆除，咽喉臂膊皆用洗之，悉得如意。

◎令人面手白净，澡豆方

白鲜皮、白僵蚕、白附子、鹰屎白、白芷、川芎、白术、青木香、甘松香、白檀香、麝香、丁香各三两，桂心六两，瓜子一两，杏仁三十枚，猪胰三具，白梅三七枚，冬瓜仁五合，鸡子白七枚，面三升。上二十味，先以猪胰和面，暴令干，然后合诸药捣筛为散，又和白豆屑二升，用洗手面。

又方：麝香二分，猪胰两具，大豆黄卷一升五合，桃花一两，菟丝子三两，冬葵子五合，白附子二两，木兰皮三两，葳蕤二合，栀子花二两，苜蓿一两。上一十一味，以水浸猪胰，三四度易水，血色及浮脂尽，乃捣诸味为散，和令相得，暴，捣筛，以洗手面，面净光润而香。一方若无前件可得者，直取苜蓿香一升，土瓜根、商陆、青木香各一两，合捣为散，洗手面。

[1]　何黎.美容皮肤科学 [M].北京.人民卫生出版社，
　　　2011.

[2]　李利.美容化妆品学 [M].北京.人民卫生出版社，
　　　2011.

[3]　刘宁.中医美容学 [M].北京.中国中医药出版社，
　　　2005.

[4]　林俊华.临床中医美容学 [M].北京.中国医药科技
　　　出版社，2004.

[5]　段永红.中药在美容中的应用 [J].中医临床研究，
　　　2015，7（14）：126-127.

[6]　闻人庆，陆伟宏，严春霞等.酪氨酸酶活性与黑
　　　素生成关系的基础及临床研究 [J].中国美容医学，
　　　2014，23（23）：2028-2031.

[7]　蒋志勇，刘文彬，陈艳娇等.中药抗氧化活性成分
　　　研究进展 [J].湖南中医杂志，2016，32（10）：223-
　　　225.

[8]　刘云宁，李小凤，班旭霞等.中药抗菌成分及其抗
　　　菌机制的研究进展 [J].环球中医药，2015，8（8）：
　　　1012-1017.

[9]　吴宝玉，殷子斐，苏永华.中药促进瘢痕修复研究
　　　进展 [J].湖北民族学院学报（医学版），2013，30（2）：
　　　75-77.

[10] 徐晶，商硕，王庆松．中药面膜的研究进展 [J]. 中华中医药杂志，2012，27（6）：1617-1621.

[11] 郑跃，陈海燕，陈思远等．三氯生复合甘草酸苷面膜辅助治疗寻常型痤疮的临床疗效研究 [J]. 皮肤性病诊疗学杂志，2013，20（2）：73-76.

[12] 韩百欢．关于《千金方》外用"面药"用药特点与规律的分析研究 [D]. 北京中医药大学，2007.

[13] 詹妮，卢丹，李平亚．中草药的抗炎作用成分及其机制 [J]. 中国医药指南，2010，8（20）：224-226.

[14] 何黎，涂颖，李利．医学护肤品的概念及临床应用 [J]. 皮肤病与性病，2011，33（2）：74-76.

[15] 赖劲东．中药在保湿化妆品中的应用前景 [J]. 医学信息（上旬刊），2011，24（3）：1846-1848.

[16] 何黎，温海，徐丽敏等．含马齿苋及甘草提取物护肤品对敏感性皮肤辅助治疗作用的临床观察 [J]. 临床皮肤科杂志，2009，38（6）：364-366.

[17] 贺孟泉，王春波，徐建林等．一种新型面膜——海藻面膜 [J]. 中华医学美容杂志，1997（1）：38-39.

[18] 徐晶，管春梅，王婷．壳聚糖中药面膜的研制 [J]. 中国美容医学，2011，20（4）：664-666.

[19] 徐荣，汤亚娥．液氮冷冻加中药面膜治疗面部雀斑 46 例 [J]. 中国医学文摘（皮肤科学），2015，32（5）：556.

[20] 林辉，文清，张晶晶等．大光斑低能量 Q 开关 Nd：YAG 激光联合中药面膜治疗黄褐斑疗效观察 [J]. 中国皮肤性病学杂志，2016，30（9）：958-960.

[21] 姜玉、蔡玲玲、翟烨．从历代本草看黄褐斑药物选择 [J]. 环球中医药．2016，9（12）：1487-1489.

[22] 李瑞．中医古籍润肤泽面外用美容方的组方及用药特点 [D]. 北京中医药大学，2017.

[23] 岳学状．部分天然植物成分对皮肤微循环、黑素合成以及 VEGF 分泌的影响 [D]. 南京医科大学，2006.